Hier. Heute. Jetzt.

WIE YOGA DEIN
LEBEN BEREICHERT

W0325914

arsEdition

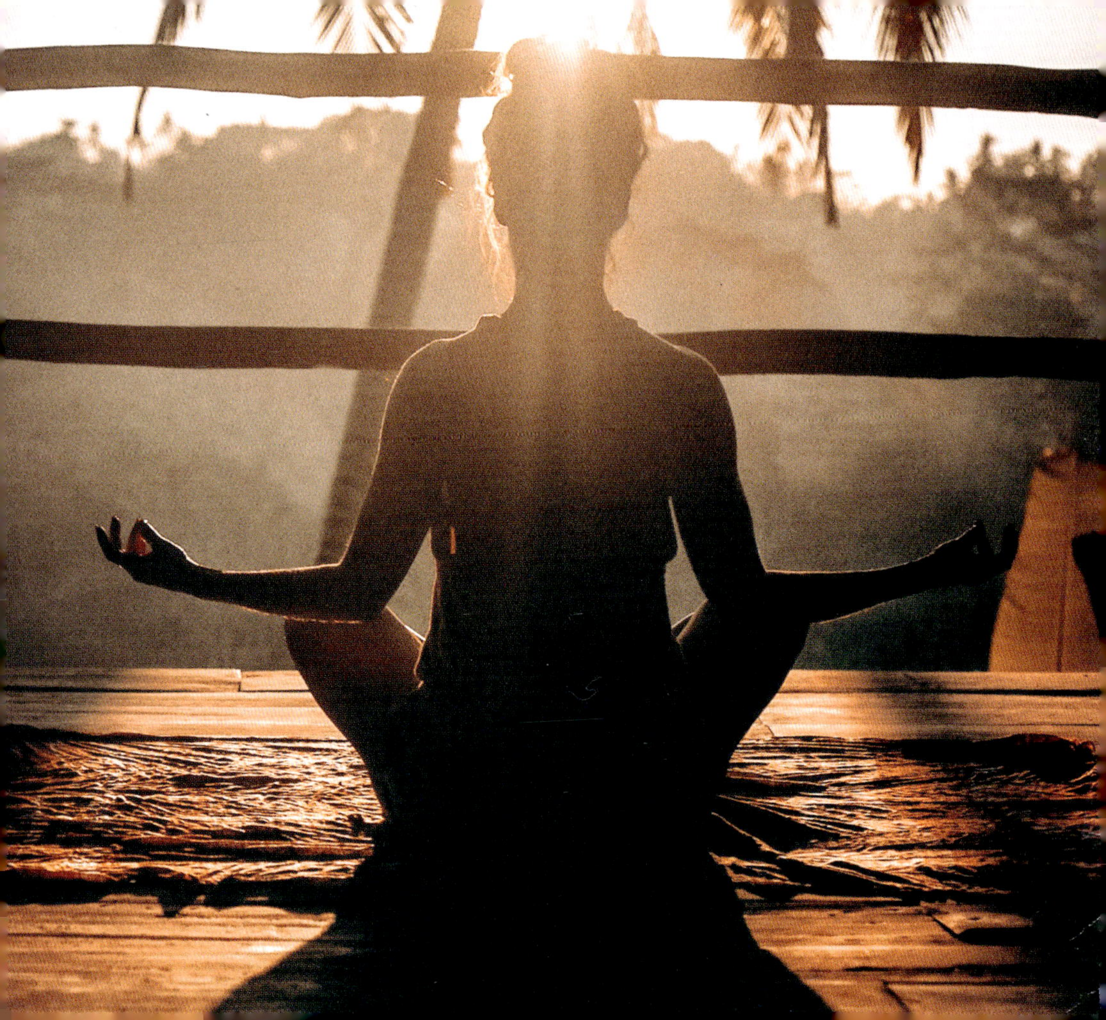

NAMASTE UP YOUR LIFE

Mach den ersten Schritt in Richtung *Glück*: Entdecke Yoga!
Es beruhigt deinen Geist und holt dich zurück in den Moment,
es lässt dich deinen Körper wieder ganz bewusst spüren
und verbessert dein Wohlbefinden.

Aber *Yoga* kann noch so viel mehr. Entdecke dieses
ganzheitliche Konzept und die wunderbare Lebensphilosophie
für dich und lerne Yoga lieben.

Dieser Aufsteller steckt voller Wissen und
Inspirationen und schenkt dir Tag für Tag einen
kleinen Yogamoment.
Komm zurück ins Hier und Jetzt und lebe Yoga –
auch abseits deiner Matte.

YOGA IST SO VIEL MEHR

Hinter *Yoga* verbirgt sich mehr als nur die klassischen Haltungen, die du vielleicht schon kennengelernt hast.

Die alte indische Lehre umfasst auch Übungen zu *Atem*, Konzentration und Meditation sowie dem Umgang mit sich selbst und der Umwelt.

Mit Yoga kannst du *zurückfinden* in deine ursprüngliche Harmonie von Körper, Geist und Seele – das ist das Ziel der Reise. Viel wichtiger ist aber, was du auf dem Weg dorthin lernen kannst.

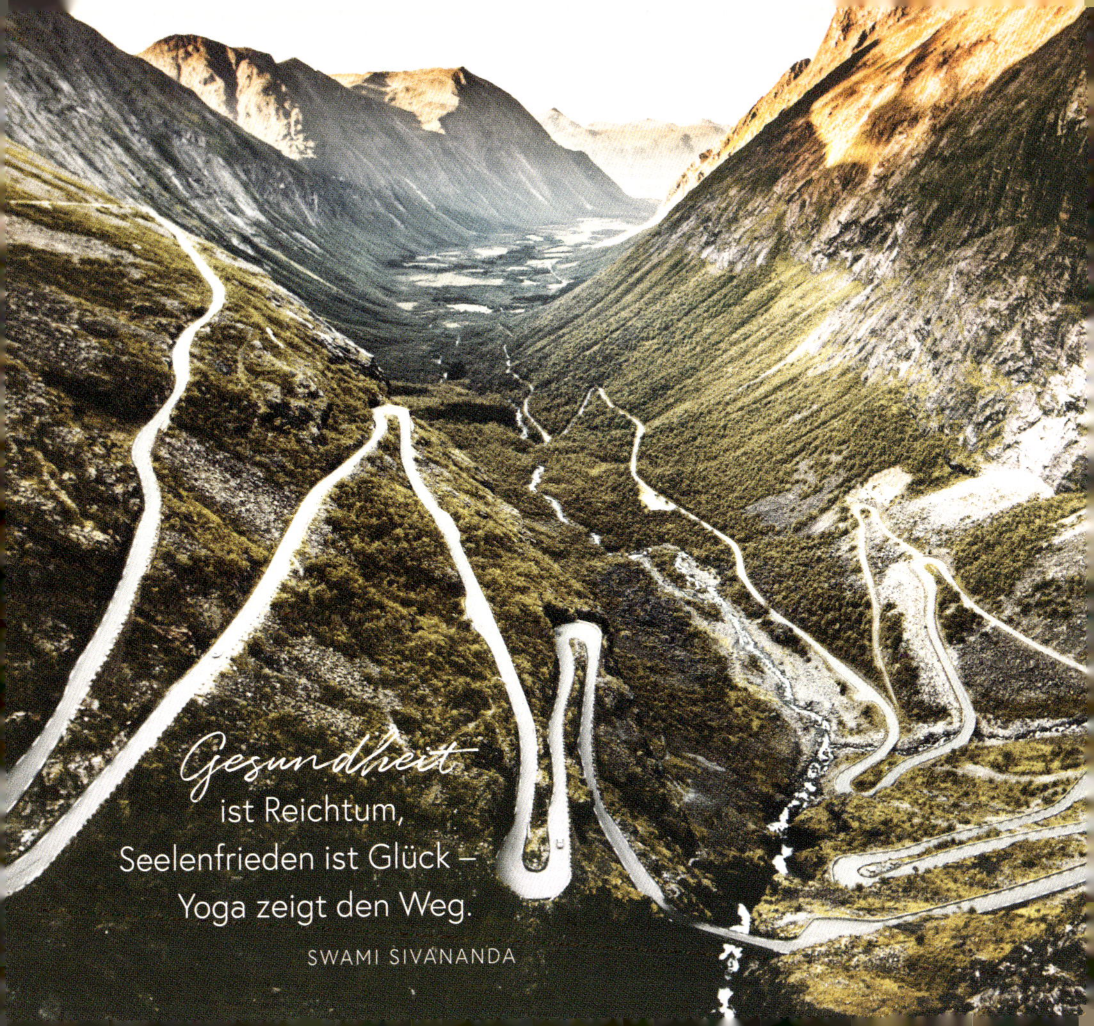
Gesundheit
ist Reichtum,
Seelenfrieden ist Glück –
Yoga zeigt den Weg.
SWAMI SIVANANDA

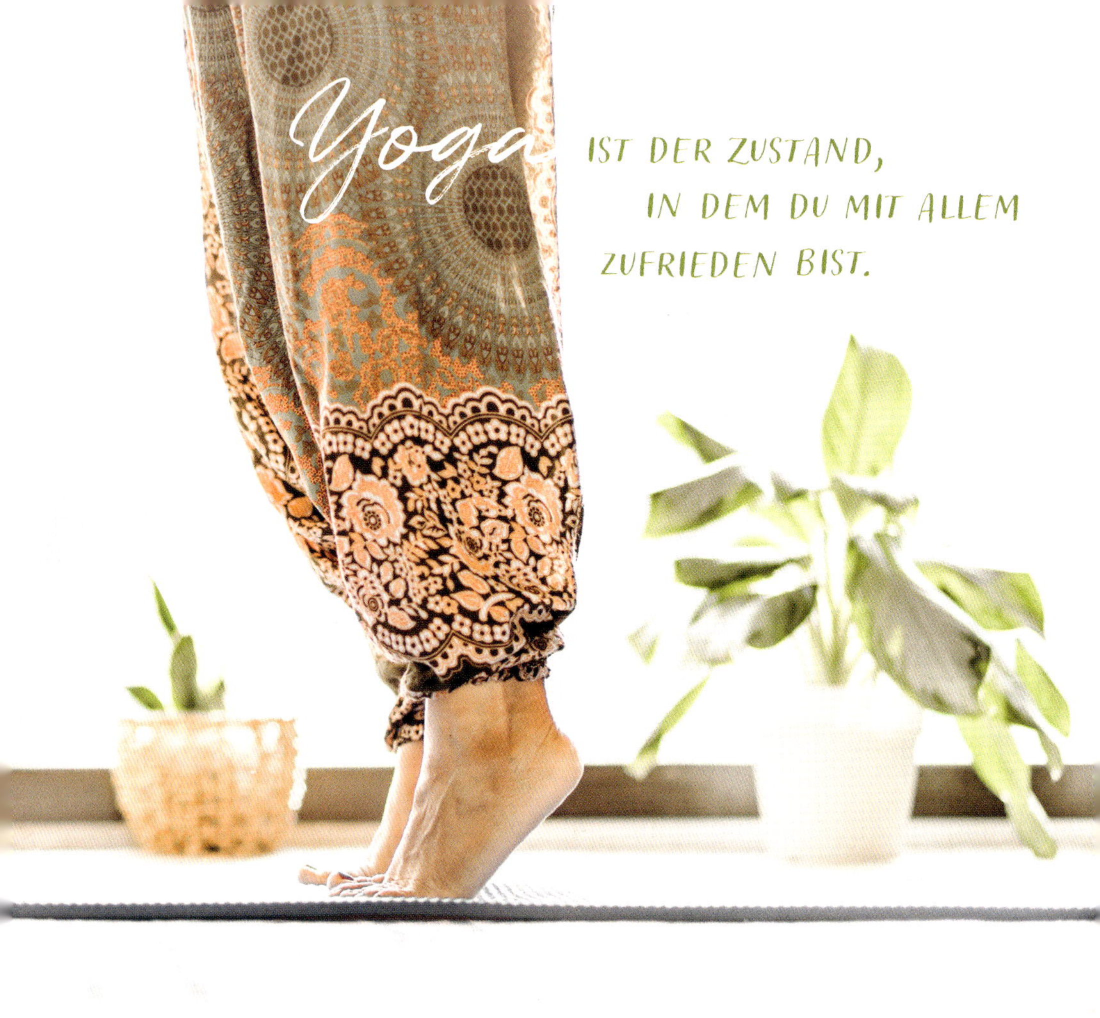

Yoga IST DER ZUSTAND, IN DEM DU MIT ALLEM ZUFRIEDEN BIST.

MAN KANN DEN *Wert*
VON YOGA NICHT BESCHREIBEN,
MAN MUSS IHN ERFAHREN.

B.K.S. Iyengar

ATME DICH IN DEN MOMENT

Wenn dir zu viel im *Kopf* herumgeht oder du dich nach Ruhe und Entspannung sehnst, dann probiere die 4-7-8-Atmung.

Atme dazu durch die Nase ein und zähle langsam bis vier. Halte die Luft an, während du bis sieben zählst, und zähle beim Ausatmen langsam bis acht.

Wiederhole diese *Atemtechnik* ein paarmal und du wirkst merken, wie sie dir zurück ins Hier und Jetzt helfen kann.

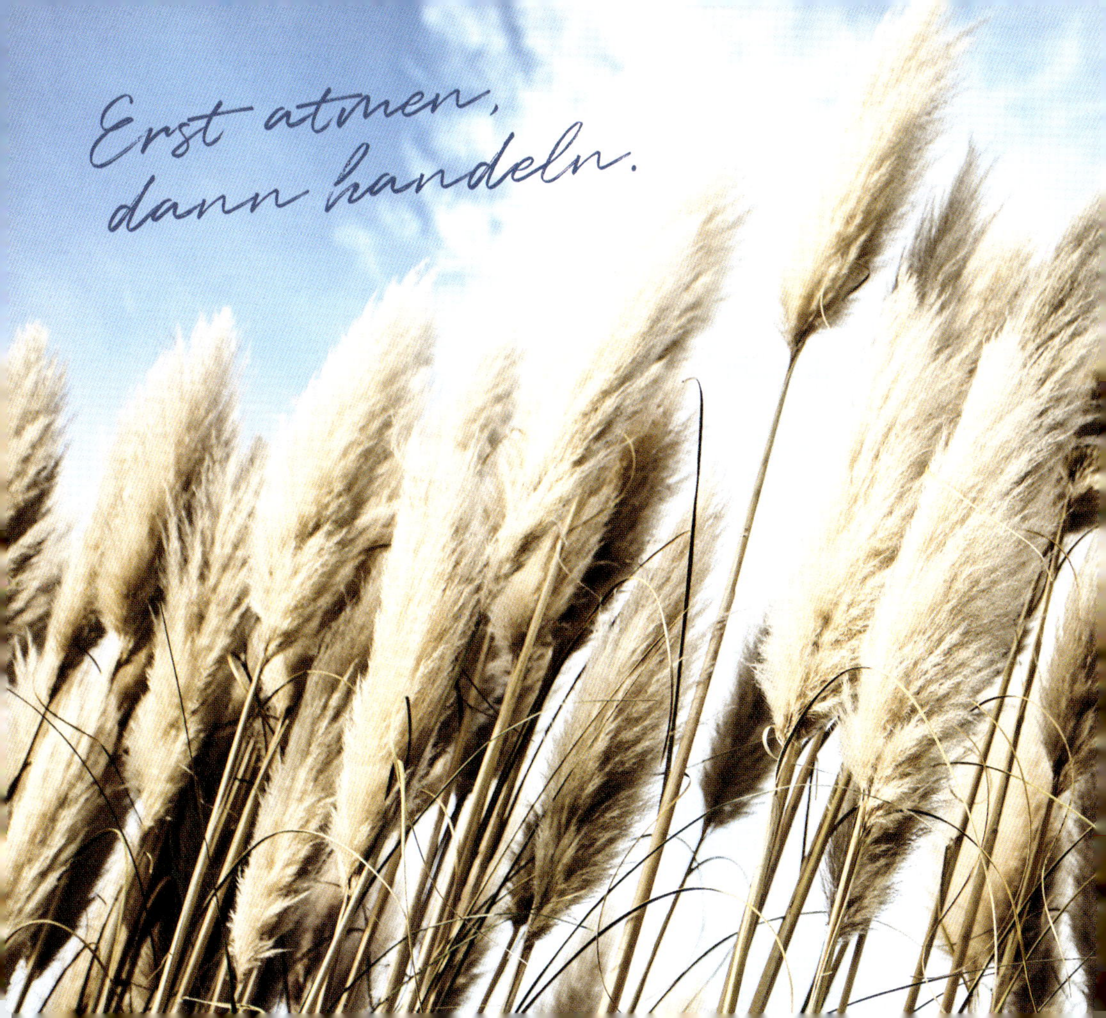
Erst atmen,
dann handeln.

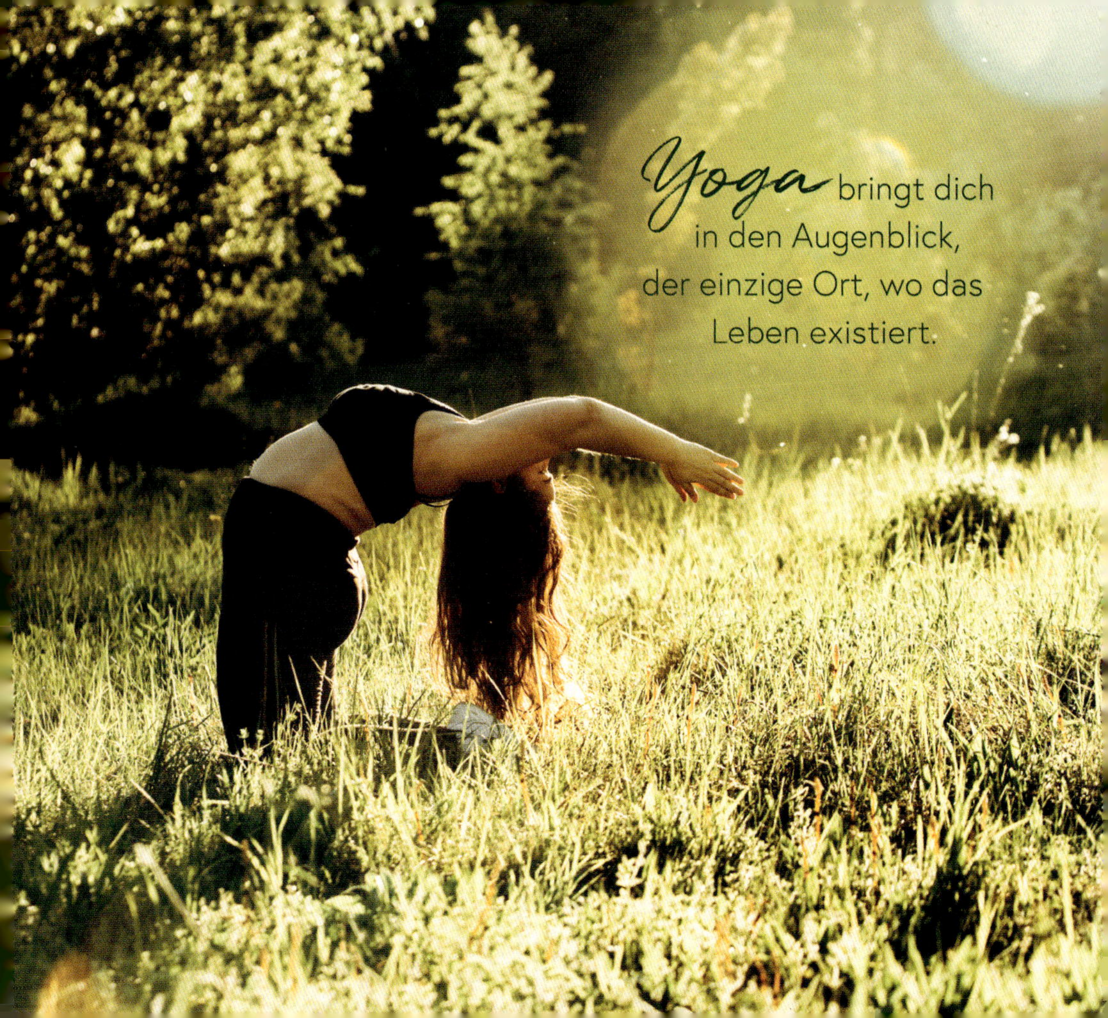

Yoga bringt dich
in den Augenblick,
der einzige Ort, wo das
Leben existiert.

YOGA HOLT DICH INS HIER UND JETZT

Das Geheimnis ist die *Kombination* aus einer bewussten Atmung und sich wiederholenden Übungen. Sobald du die Matte betrittst, geht es nur noch um dich, deinen Körper und deinen Atem.

Besonders am *Anfang* kostet es deinen Geist viel Kraft, sich auf die noch neuen Bewegungsabläufe und die Atmung zu konzentrieren – das hilft dir dabei, aus dem Gedankenkarussell auszusteigen und ganz im Moment zu bleiben.

Aber auch mit mehr Praxis lässt diese *positive* Wirkung nicht nach. Die bewusste Atmung lässt deinen Geist ruhiger werden und die sich wiederholenden Bewegungen helfen deinem Körper, Stress abzubauen.

Eine Blume konkurriert nicht
mit der Blume neben ihr.
Sie erblüht einfach in ihrer
eigenen Schönheit.

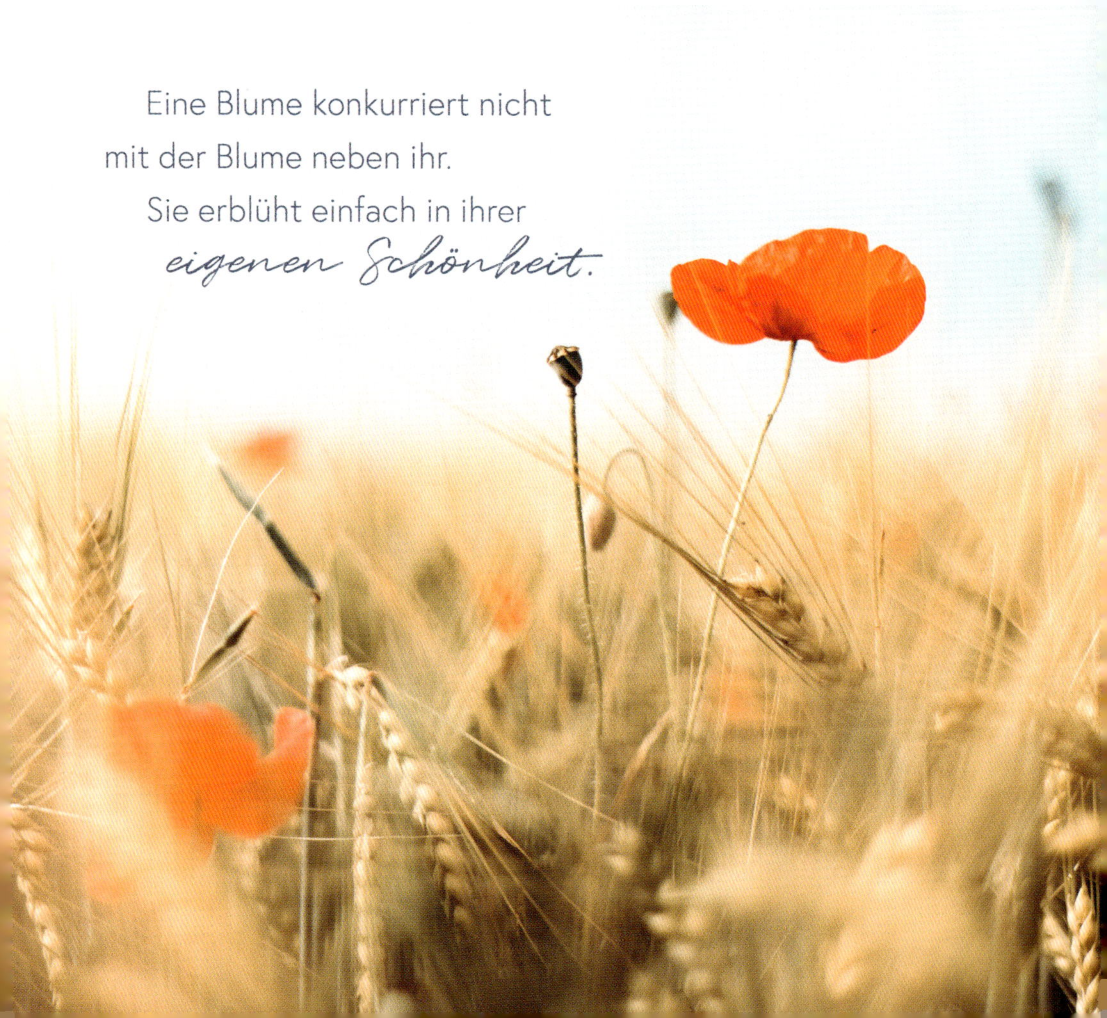

WER VIEL *gewinnen* WILL,
MUSS AUF DIE KLEINEN DINGE
ACHTSAM SEIN.

Mary Ward

SCHENK DIR RUHE UND GEBORGENHEIT

Komm in den *Fersensitz*.

Die Füße bleiben geschlossen, die Knie kannst du hüftbreit öffnen, wenn das für dich angenehmer ist.

Beug deinen *Oberkörper* Richtung Oberschenkel und leg ihn dort ab, falls möglich.

Streck die Arme nach hinten aus und leg sie neben deinen Körper, ohne das Gesäß anzuheben.

Die Haltung des *Kindes* erdet deine Gedanken und entspannt deinen Rücken.

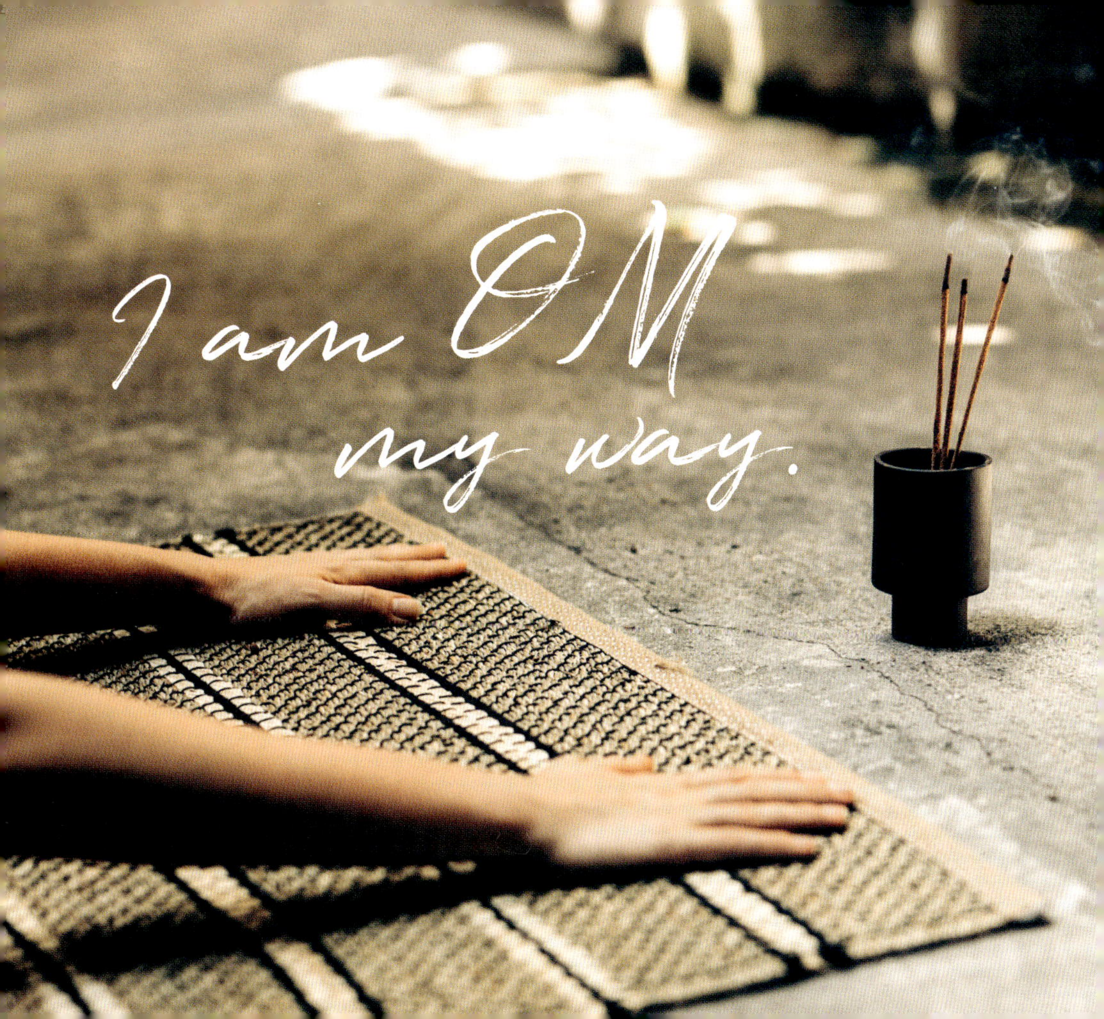
I am OM
my way.

YOGA BRINGT DICH IN BEWEGUNG

Vorbeugen können dir helfen, im Rücken beweglicher zu werden, sie bringen die Bauchorgane wieder in Schwung, dehnen deine Beinrückseiten und fördern die Konzentration, da der Kopf besser durchblutet wird.

Das Wichtigste bei Vorbeugen ist das *Loslassen* – nicht nur deine Muskulatur soll sich dabei entspannen, sie können auch deinem Geist helfen, emotionalen Ballast loszulassen.

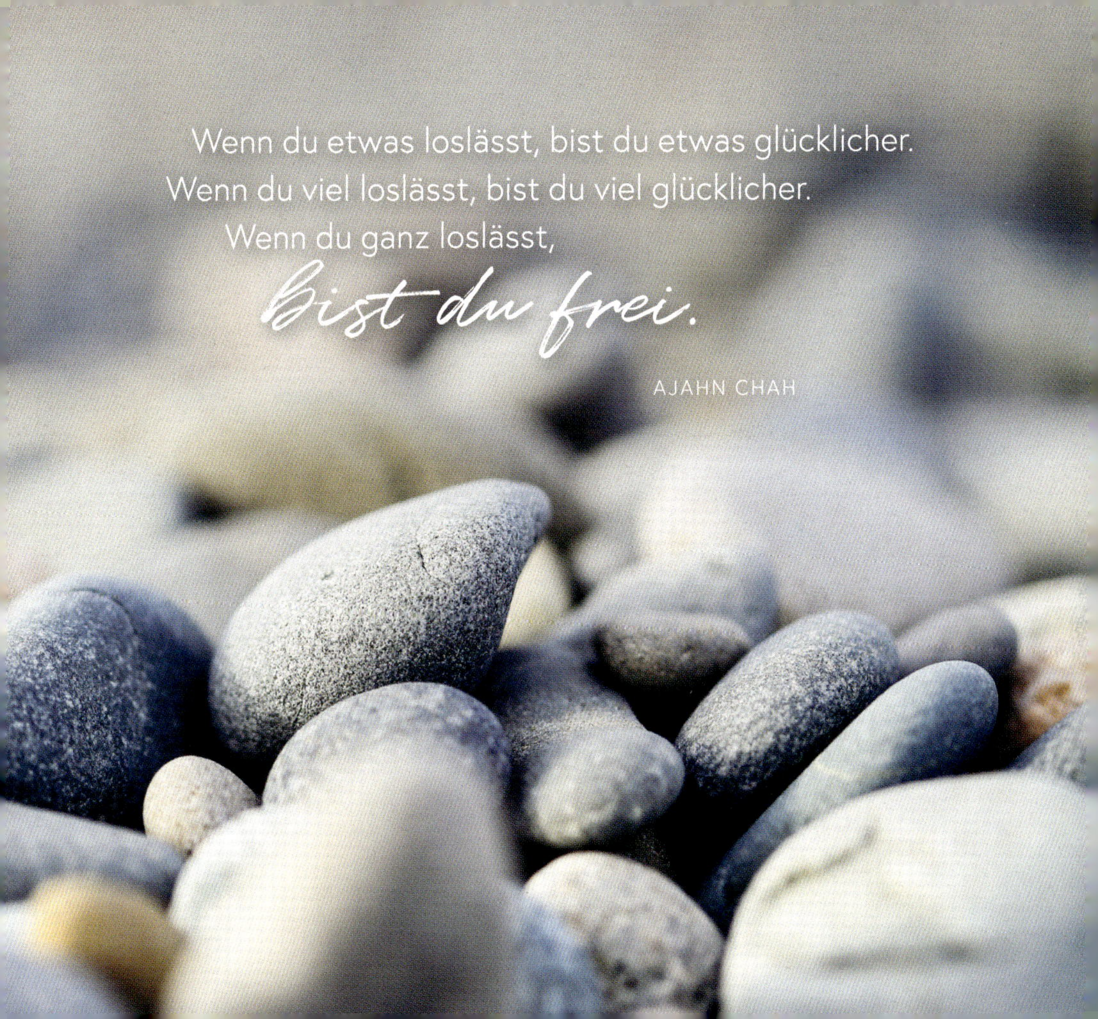

Wenn du etwas loslässt, bist du etwas glücklicher.
Wenn du viel loslässt, bist du viel glücklicher.
Wenn du ganz loslässt,
bist du frei.

AJAHN CHAH

SO WIE DER GRUND EINES SEES
DEUTLICH SICHTBAR WIRD, WENN DIE
WELLEN AN DER OBERFLÄCHE SICH LEGEN,
SO KANN DAS *wahre Selbst*
WAHRGENOMMEN WERDEN,
WENN SICH DIE ERSCHEINUNGSFORMEN
DES GEISTES LEGEN.

Swami Sivananda

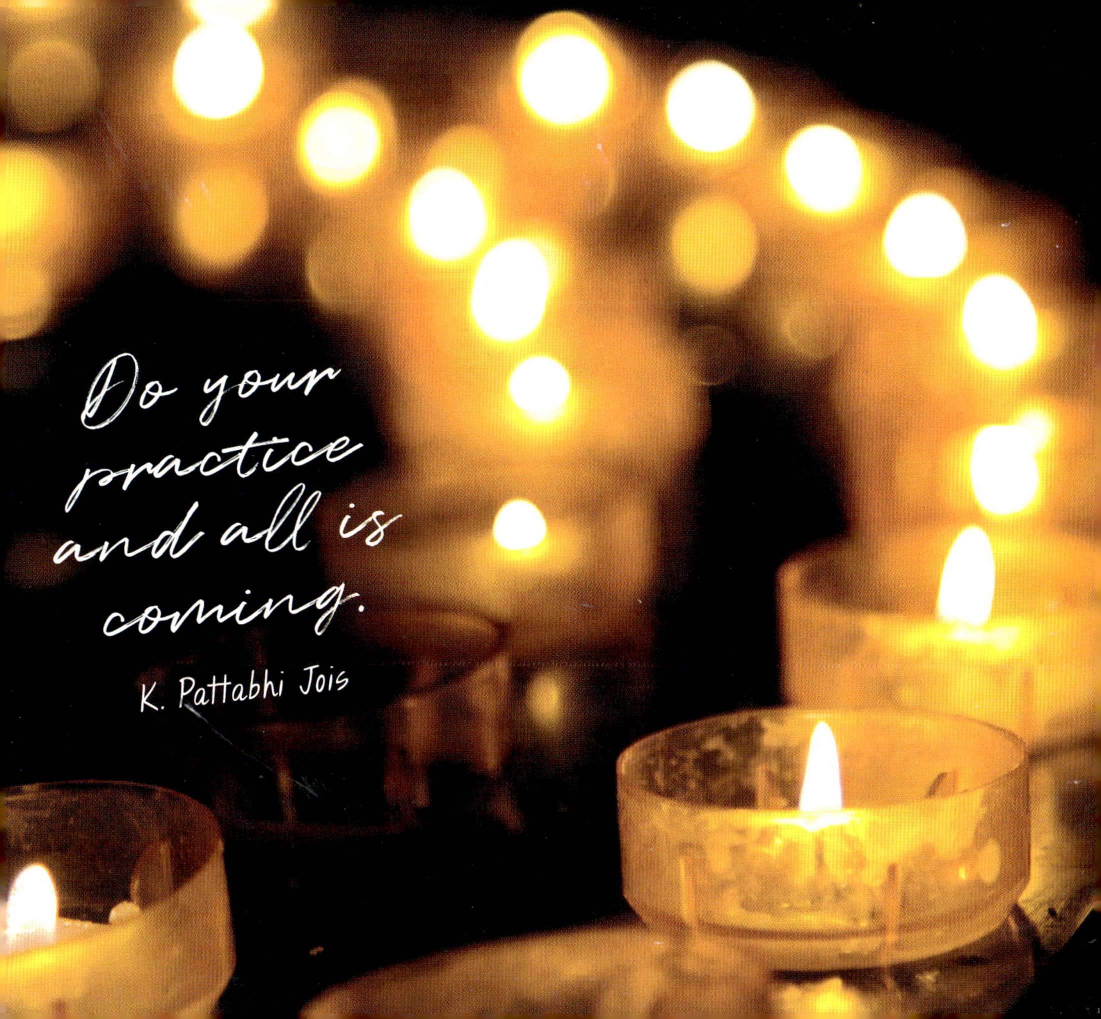
Do your practice and all is coming.
K. Pattabhi Jois

WACHSE ÜBER DICH HINAUS

Stell dich *stolz* und selbstbewusst hin,
die Handflächen zeigen zum Körper hin oder nach vorne.

Stell dir vor, wie deine *Kopfkrone* nach oben gezogen wird.

Entspanne deine Schultern und verteile dein *Gewicht*
gleichmäßig auf die Fußflächen.

Nimm deinen Körper in seiner ganzen *Größe* und Stärke wahr
und wachse mit der Berghaltung über dich hinaus.

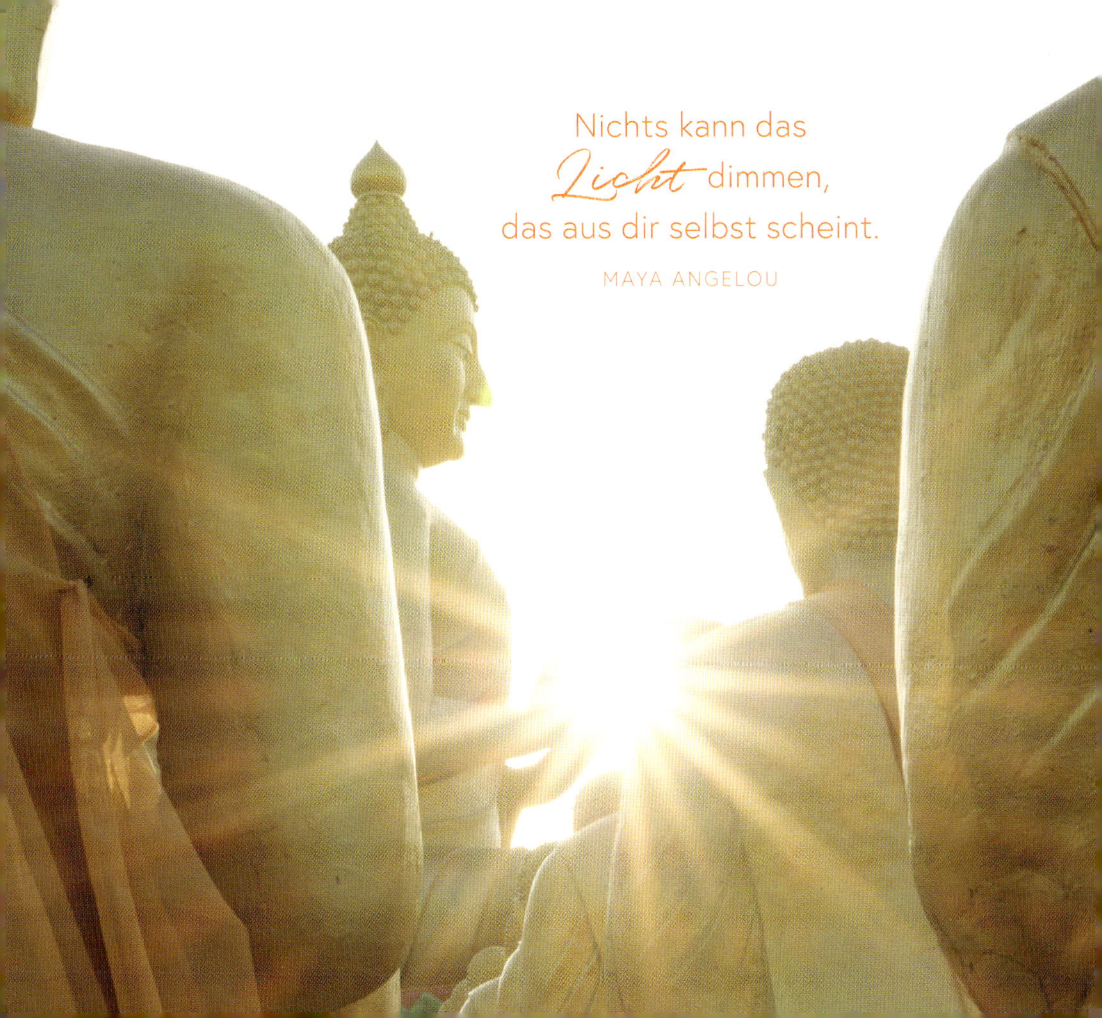
Nichts kann das
Licht dimmen,
das aus dir selbst scheint.
MAYA ANGELOU

DIE WELT KANN NUR
GUT UND REIN SEIN,
WENN UNSER *Leben*
GUT UND REIN IST.

Swami Vivekananda

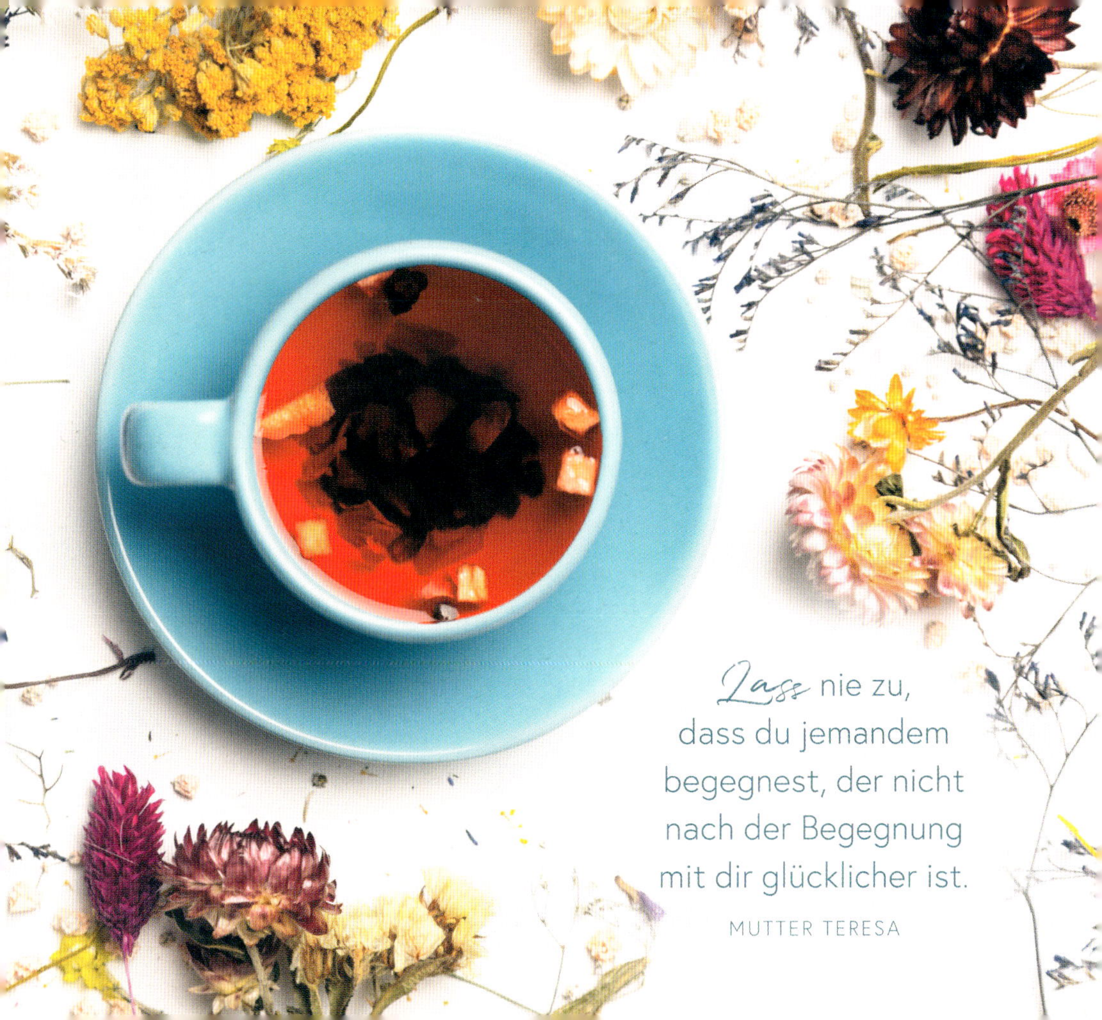

Lass nie zu,
dass du jemandem
begegnest, der nicht
nach der Begegnung
mit dir glücklicher ist.

MUTTER TERESA

WEIL MAN AN SICH *selbst* GLAUBT,
VERSUCHT MAN NICHT, ANDERE ZU ÜBERZEUGEN.
WEIL MAN MIT SICH SELBST ZUFRIEDEN IST,
BRAUCHT MAN DIE ZUSTIMMUNG ANDERER NICHT.
WEIL MAN SICH SELBST ANNIMMT,
AKZEPTIERT DIE GANZE WELT
IHN ODER SIE.

Laotse

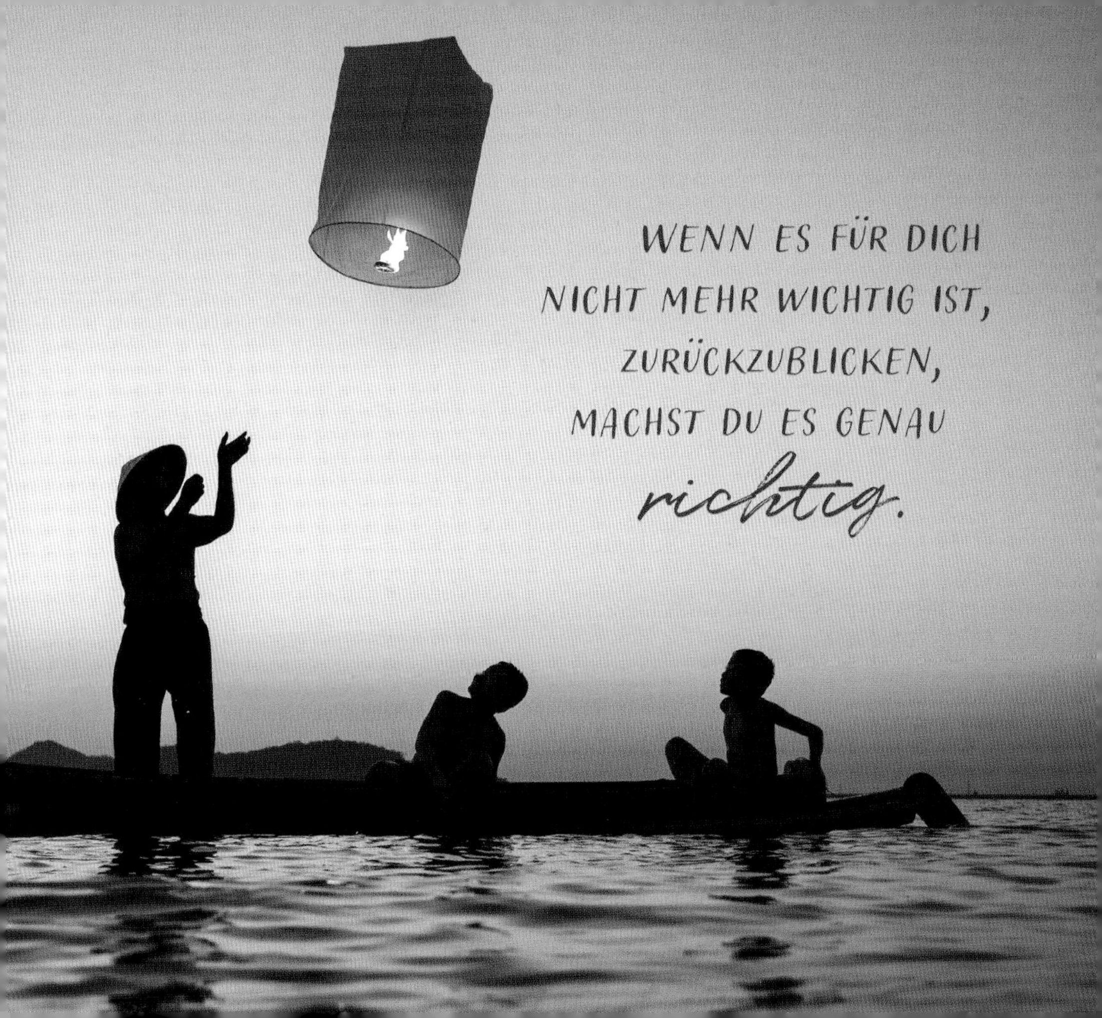
WENN ES FÜR DICH
NICHT MEHR WICHTIG IST,
ZURÜCKZUBLICKEN,
MACHST DU ES GENAU
richtig.

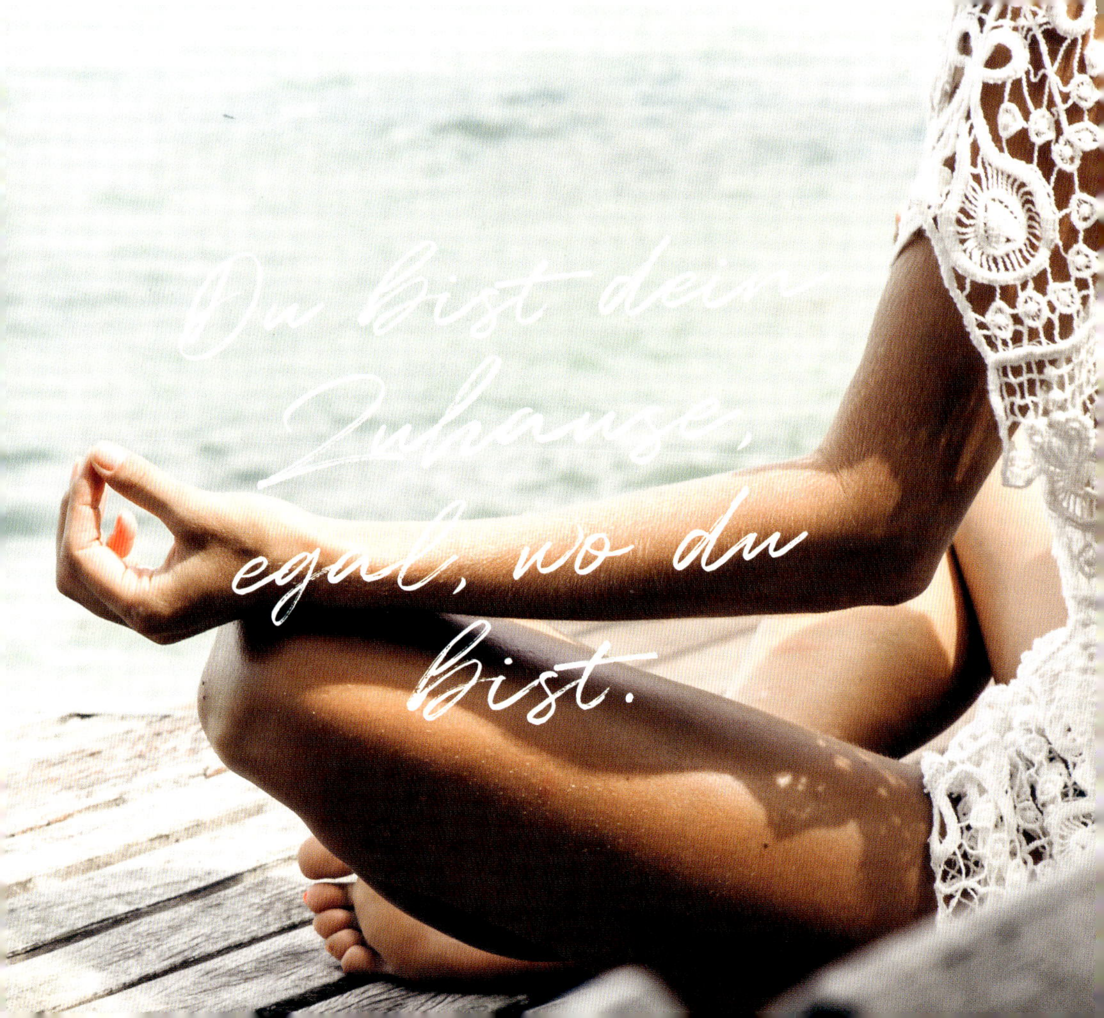
Du bist dein Zuhause, egal, wo du bist.

DU BIST STÄRKER, ALS DU DENKST

Es gibt Situationen, die dich vielleicht *unruhig* machen,
stressen oder sogar ängstigen. Das ist nicht schlimm,
denn du selbst trägst die Waffe gegen diese Gefühle in dir!

Schaffe dir einen *Gedankenanker* –
eine schöne Erinnerung oder Vorstellung, die dir Kraft schenkt.
Wann immer du deinen Gedankenanker brauchst,
greifst du darauf zurück.

LASS DIE ENERGIE WIEDER FLIESSEN

Die Wechselatmung schenkt dir *Stärke* und verbessert deine Konzentration – probiere es selbst! Komm in einen aufrechten Sitz, klappe Zeige- und Mittelfinger der rechten Hand ein und strecke die anderen Finger aus.

Verschließe mit deinem Daumen das rechte Nasenloch, atme vier Sekunden durch das linke ein. Verschließe dann mit dem Ringfinger auch die linke Seite und halte, wenn möglich, 16 Sekunden die Luft an.

Öffne das rechte Nasenloch und atme acht Sekunden aus. Dann beginnst du von vorne: Rechts vier Sekunden einatmen, das Nasenloch verschließen, Atem halten und durch das linke Nasenloch acht Sekunden lang ausatmen. Wiederhole die Atmung etwa zehn Mal.

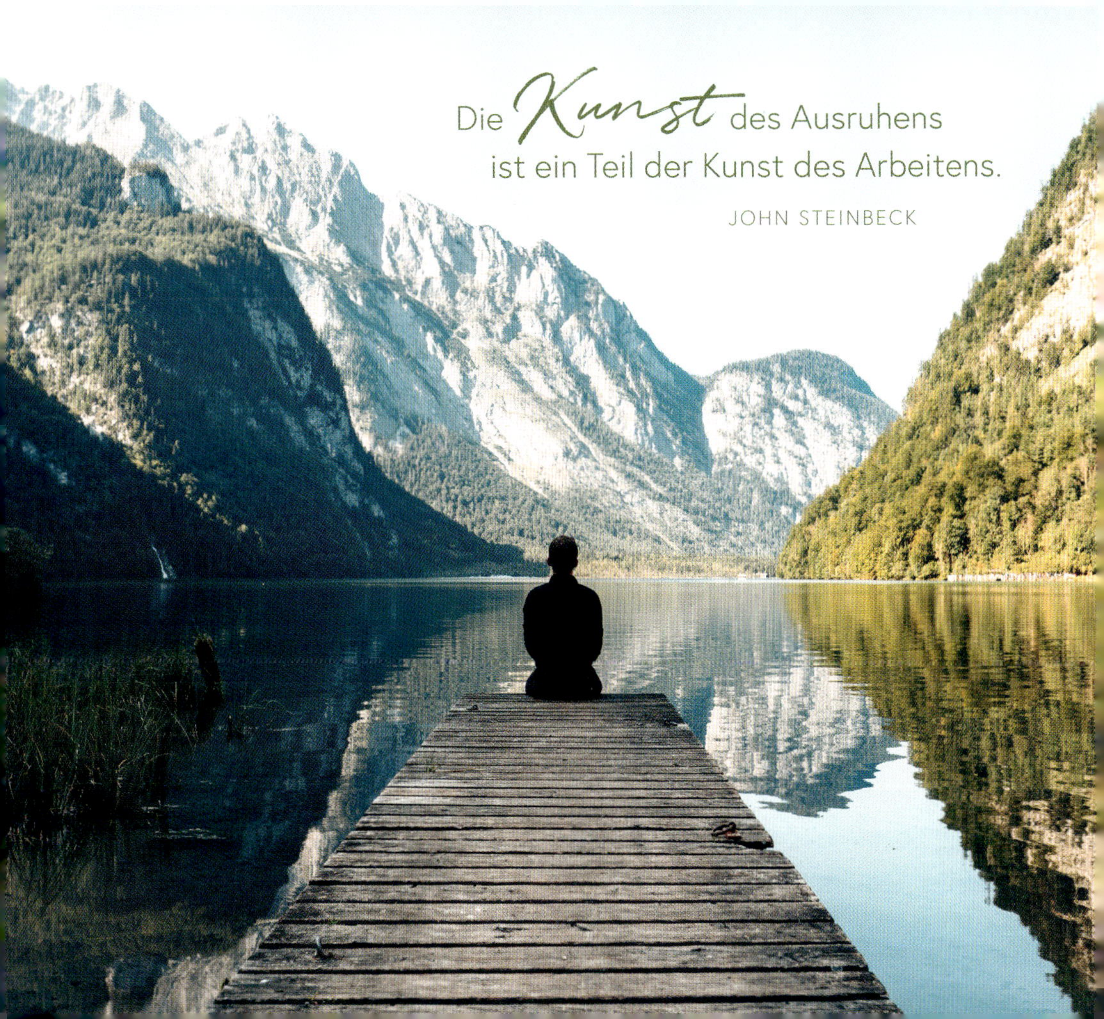
Die Kunst des Ausruhens
ist ein Teil der Kunst des Arbeitens.
JOHN STEINBECK

BRING MEHR »OM« IN DEIN LEBEN

Bestimmt kennst du bereits diesen wunderbaren *Klang*,
der in jeder Yogastunde gesungen wird,
um innere Ruhe und Zufriedenheit wiederherzustellen.

Das heilige *Mantra* »Om« steht für das universelle Ganze,
für das Göttliche und bewirkt beim Singen eine harmonische
Schwingung, die du in deinem ganzen Körper spüren kannst
und die dir ein Lächeln ins Gesicht zaubert.

Probiere es aus!

Einatmen.
Ausatmen.
Sein lassen.

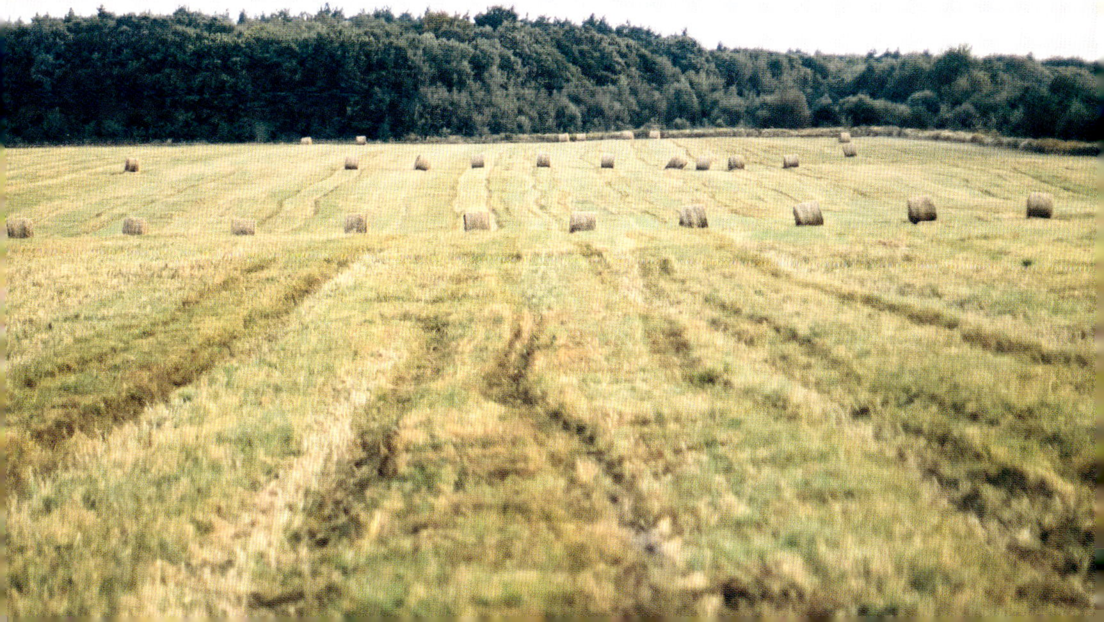

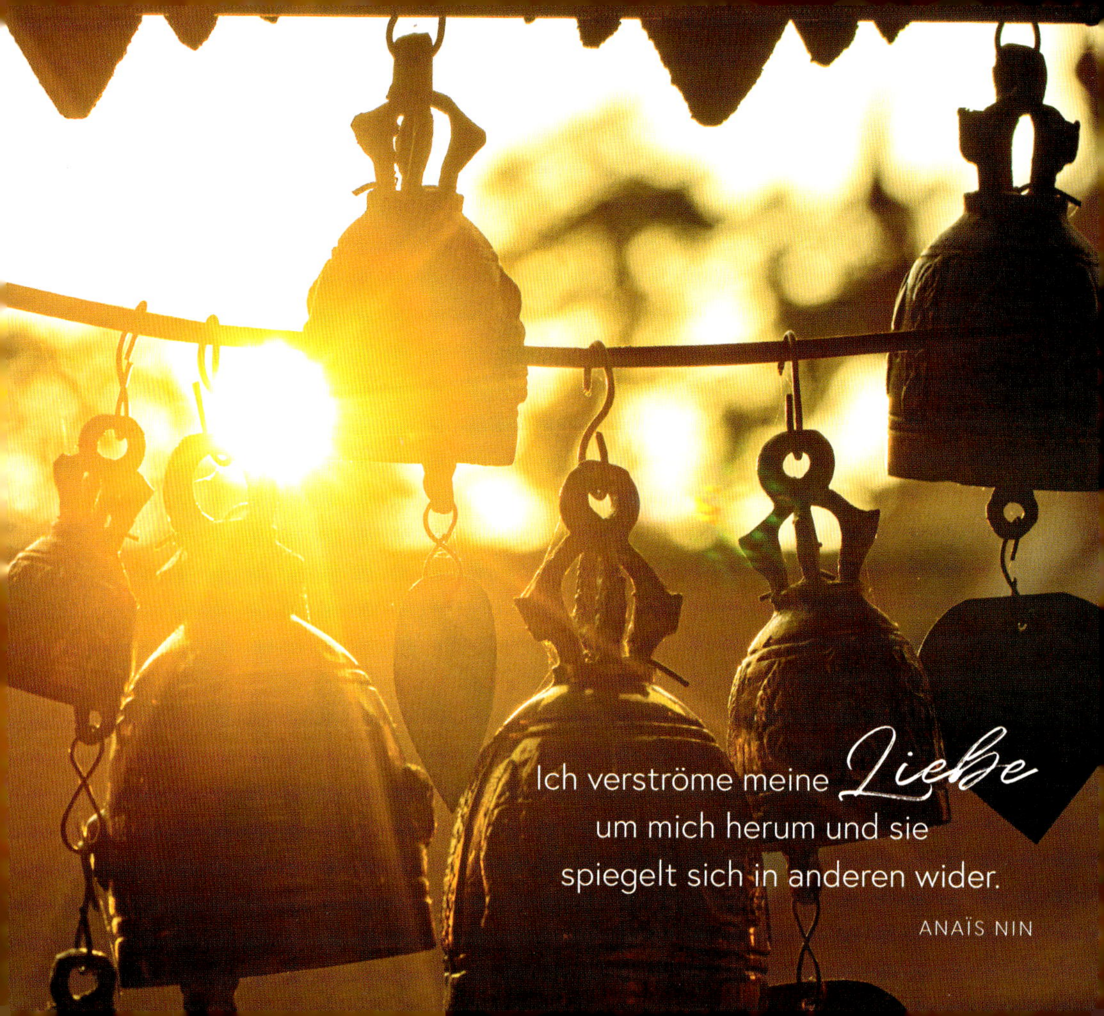
Ich verströme meine Liebe
um mich herum und sie
spiegelt sich in anderen wider.
ANAÏS NIN

Fühle DICH NICHT EINSAM.
DAS GESAMTE UNIVERSUM
BEFINDET SICH IN DIR.

Rumi

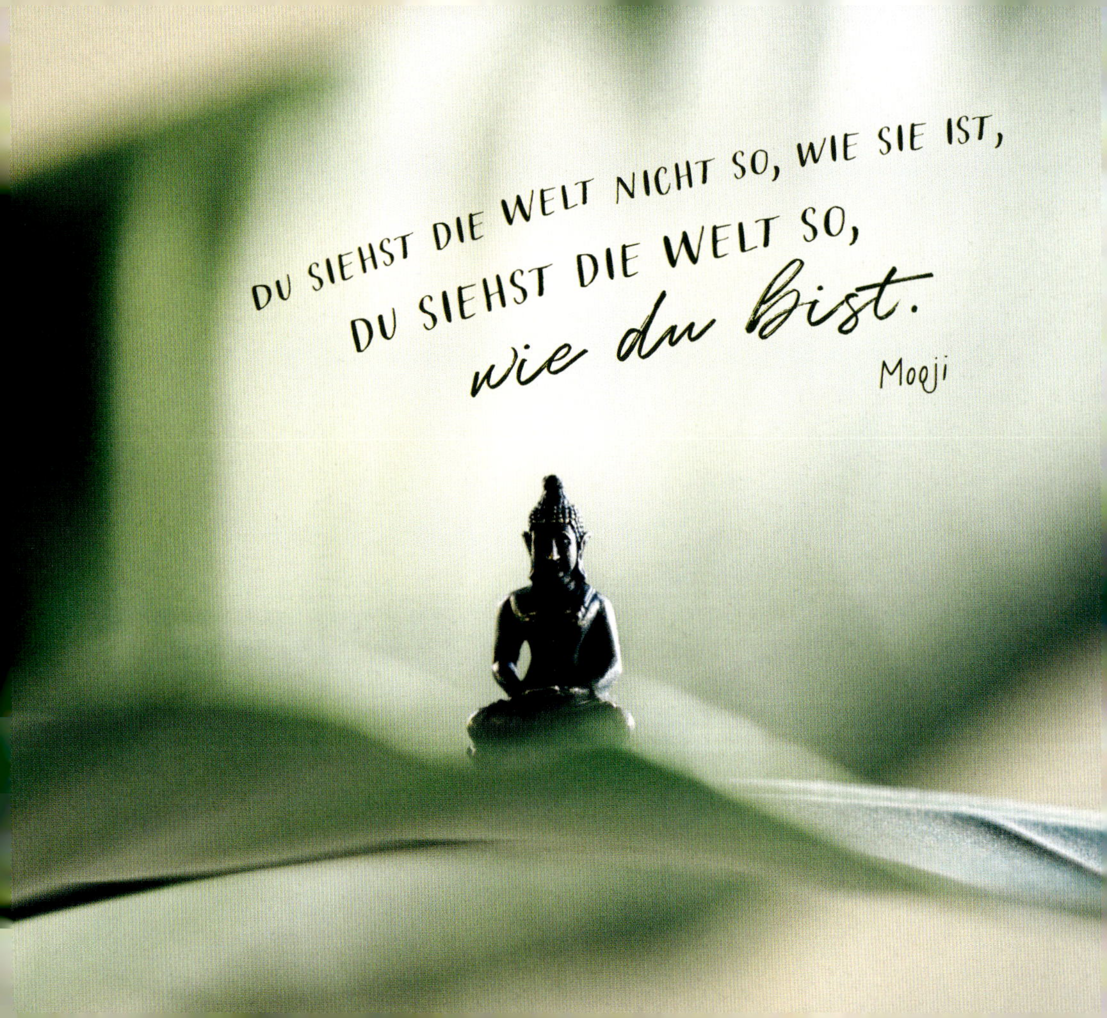
DU SIEHST DIE WELT NICHT SO, WIE SIE IST,
DU SIEHST DIE WELT SO,
wie du Bist.
Mooji

LASS LOS UND SIEH, WAS BLEIBT

Es geht beim Yoga nicht nur darum, ganz auf deiner *Matte* anzukommen und die störenden Gedanken des Tages loszulassen.

Wer *Yoga* auch abseits der Matte lebt, der lässt ganz nebenbei vielleicht auch andere Dinge los: negative Gedanken, Kritik und Vorurteile, Selbstzweifel, Vergangenes oder materielle Dinge.

Yoga heißt auch, sich *mehr* mit sich zu beschäftigen, mit seiner Umwelt und sich Gedanken zu machen, wie man leben möchte.

Betrachte einmal die Dinge von einer anderen Seite,
als du sie bisher sahst, denn das heißt,
ein neues Leben beginnen.

MARC AUREL

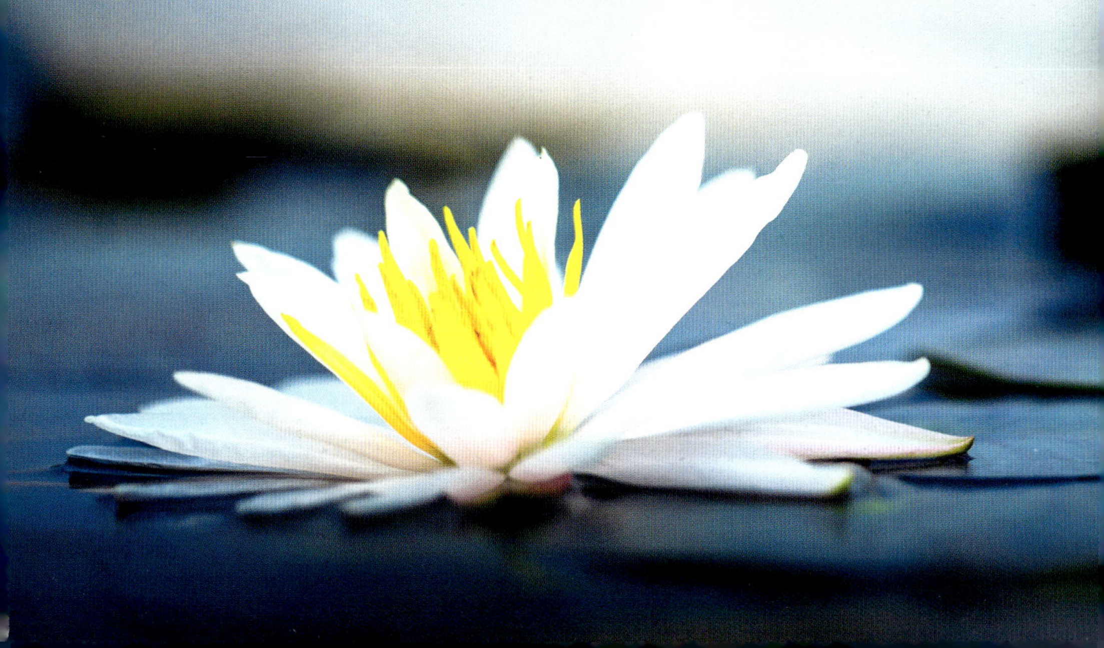

BEIM *Yoga* GEHT ES NICHT DARUM,
DEINE ZEHEN BERÜHREN ZU KÖNNEN,
SONDERN DARUM, WAS DU AUF
DEM WEG NACH UNTEN LERNST.

Jigar Gor

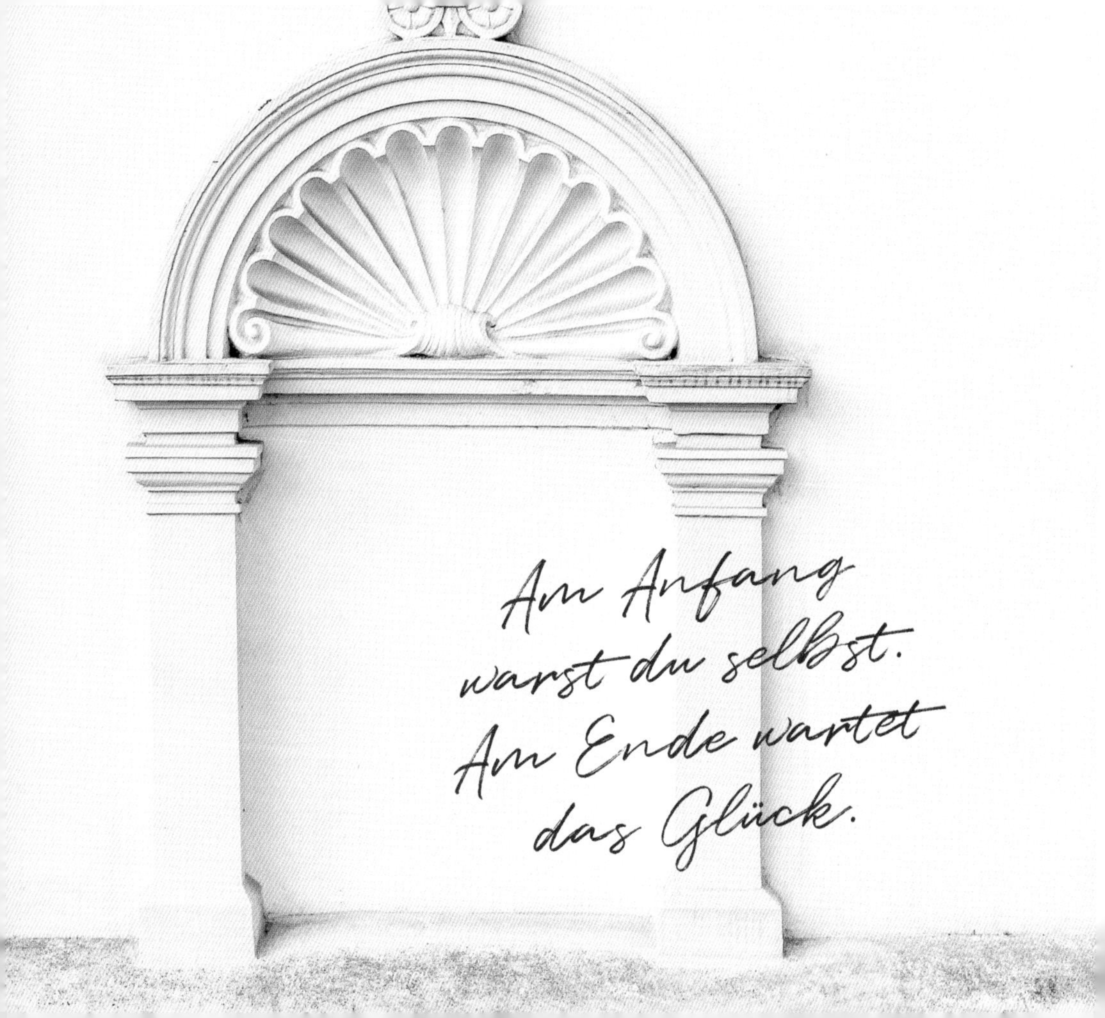
Am Anfang
warst du selbst.
Am Ende wartet
das Glück.

DU BIST GANZ BEI DIR

Das *Schöne* an deiner Yogapraxis ist,
dass sie dir Raum und Zeit für dich selbst schenkt.

Ob du nur eine Runde *Sonnengrüße* machst
oder dir eine ganze Stunde auf der Matte gönnst,
ob du zwischendurch ein paar bewusste Atemzüge
in den Bauch atmest oder dir die Zeit für eine geführte
Meditation nimmst: Es ist ganz allein deine Zeit,
die du nur dir widmen darfst.

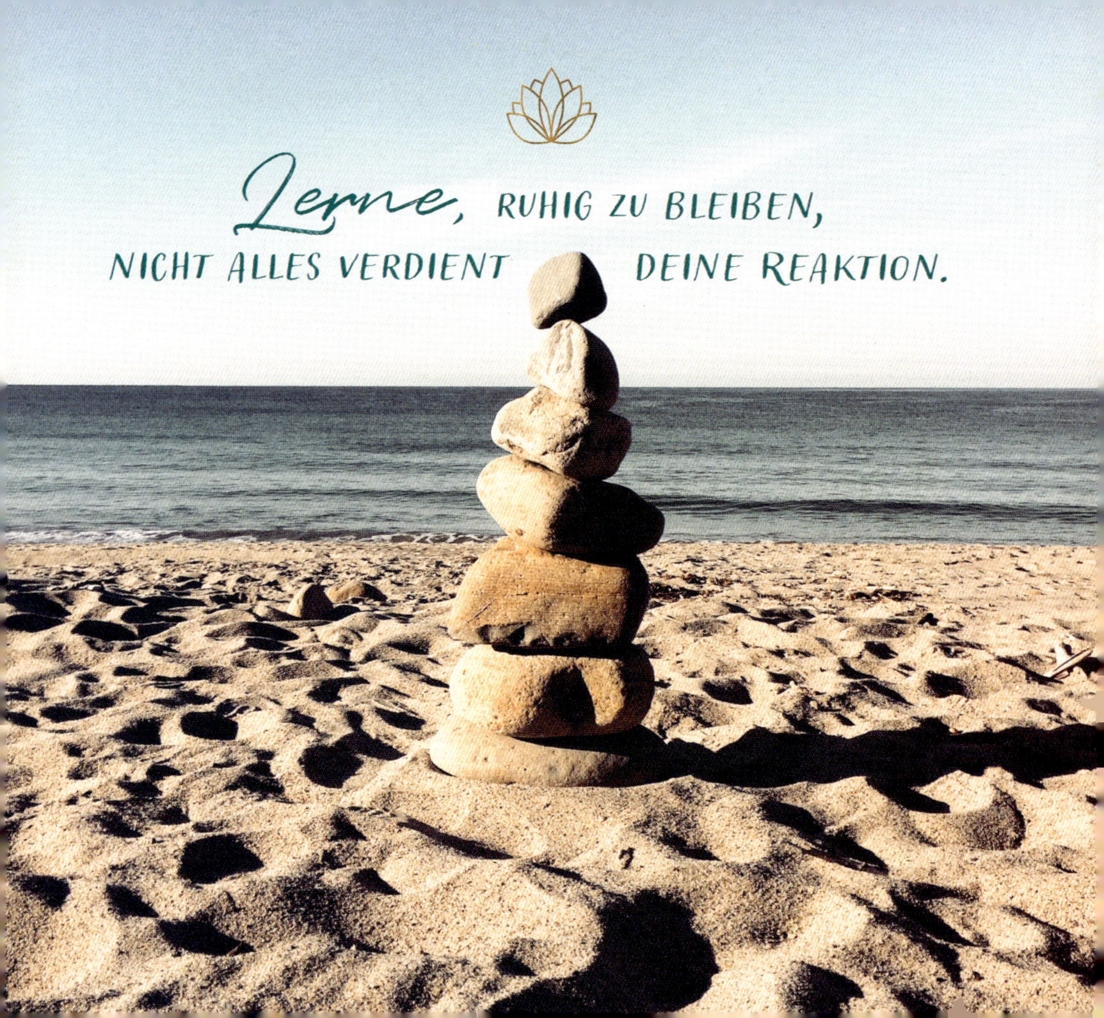
Lerne, RUHIG ZU BLEIBEN,
NICHT ALLES VERDIENT DEINE REAKTION.

EINFACH MAL SPÜREN

Nimm dir ein paar Minuten Zeit für einen *Bodyscan*.

Lege dich dazu bequem auf den *Rücken*, schließe die Augen und wandere mit deiner Aufmerksamkeit durch deinen ganzen Körper – von den Zehenspitzen bis hinauf zu deinem Scheitel.

Spüre überall ganz genau hin und versuche, nur wahrzunehmen, ohne zu bewerten. Das innere Abtasten stärkt deine Beziehung zu deinem Körper und verbessert deine Konzentrationsfähigkeit.

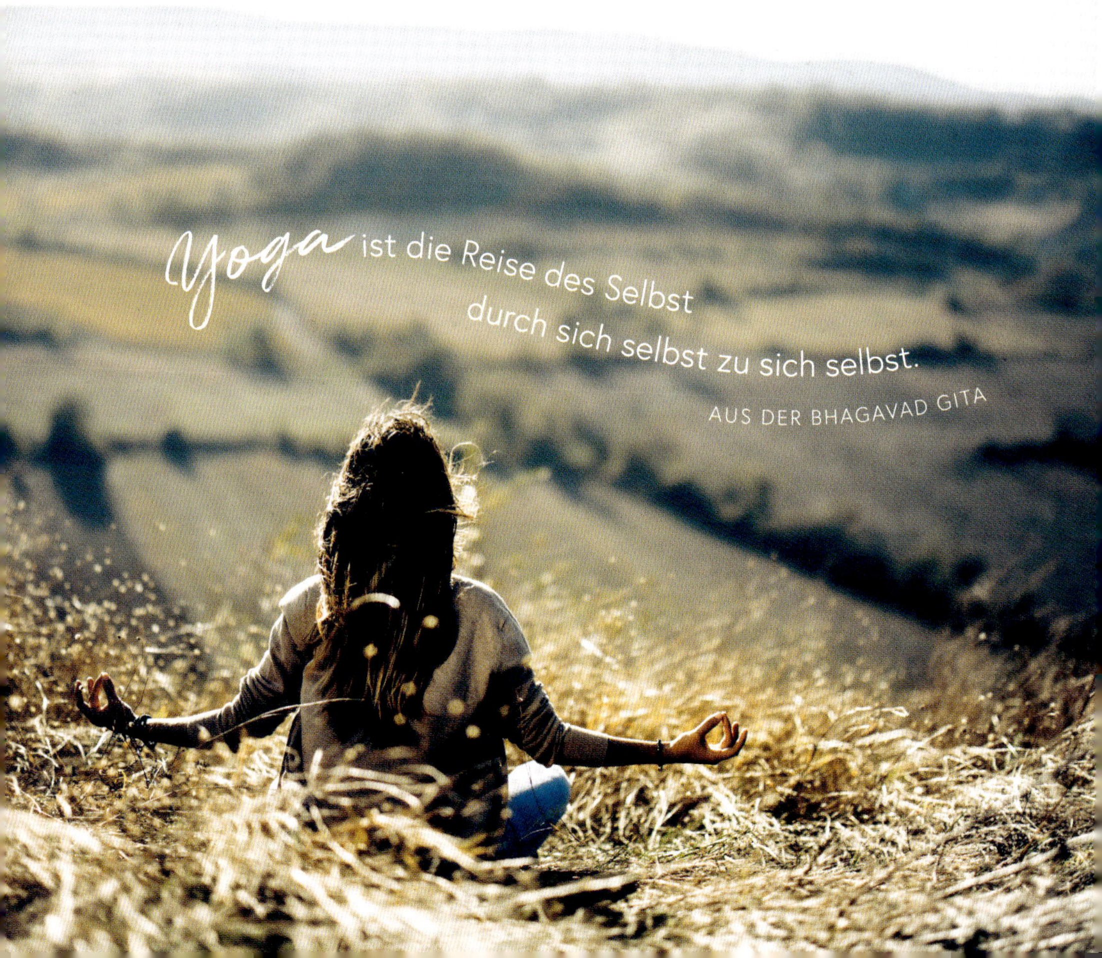
Yoga ist die Reise des Selbst
durch sich selbst zu sich selbst.
AUS DER BHAGAVAD GITA

Du tust genug.
Du kannst genug.
Du hast genug.
Du bist genug.

ALLES IST GUT SO, WIE ES IST

Probiere mit einer kleinen Meditation deine *Perspektive* auf das Leben zu verändern: Komm in einen aufrechten Sitz, schließe die Augen, nimm ein paar bewusste Atemzüge und öffne dein Herz für das Gefühl von Dankbarkeit.

Versuche nun, für die *Fehler*, die du schon gemacht hast, dankbar zu sein. Sie haben dich lernen und weitermachen lassen.

So bist du *besser* geworden und zu dem Menschen, der du heute bist.

Dankbarkeit

kostet dich nichts. Aber dieses herrliche Gefühl wahrhaft zu empfinden, verändert einfach alles.

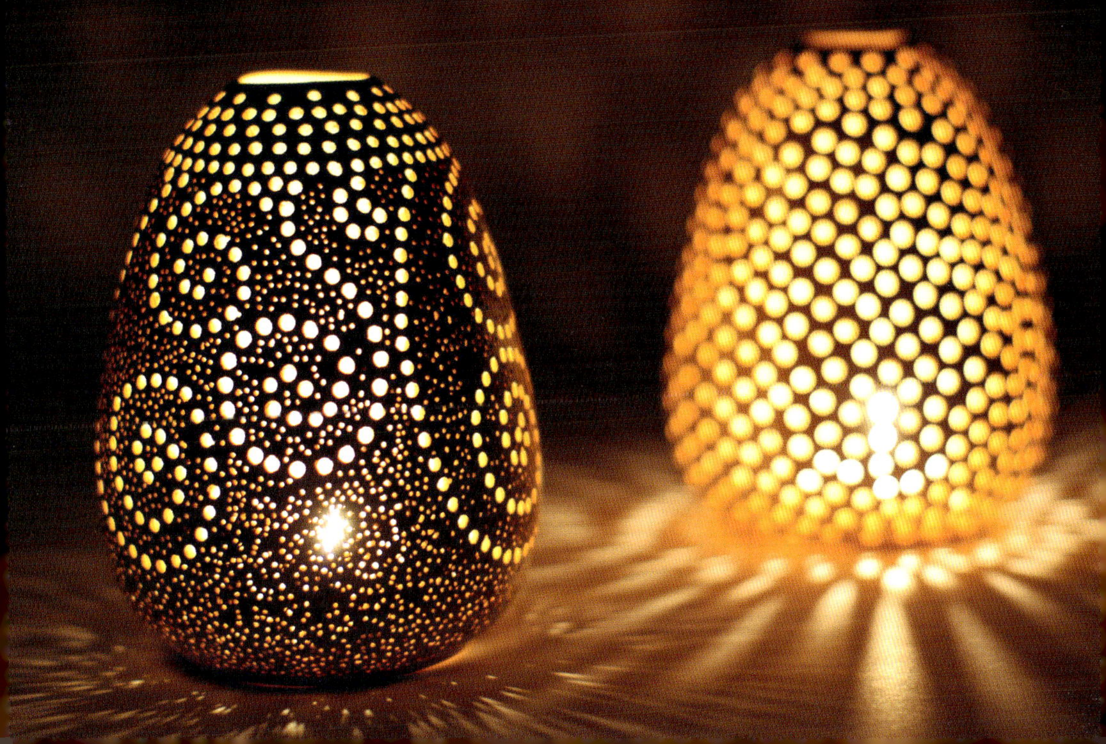

FINDE DEINE BALANCE

Verlagere das Gewicht leicht auf die linke Seite.
Leg die Fußsohle des rechten Fußes an die Oberschenkelinnenseite des anderen Beines. Fußsohle und Bein drücken gegeneinander, um die Balance zu halten.

Führe die *Hände* vor der Brust zusammen, um deinen Fokus zu stärken. Halte einige Atemzüge lang die Position des Baumes, wechsle danach die Seite.

Die Asana wirkt *harmonisierend* und hilft dir dabei, deine Ziele im Blick zu behalten.

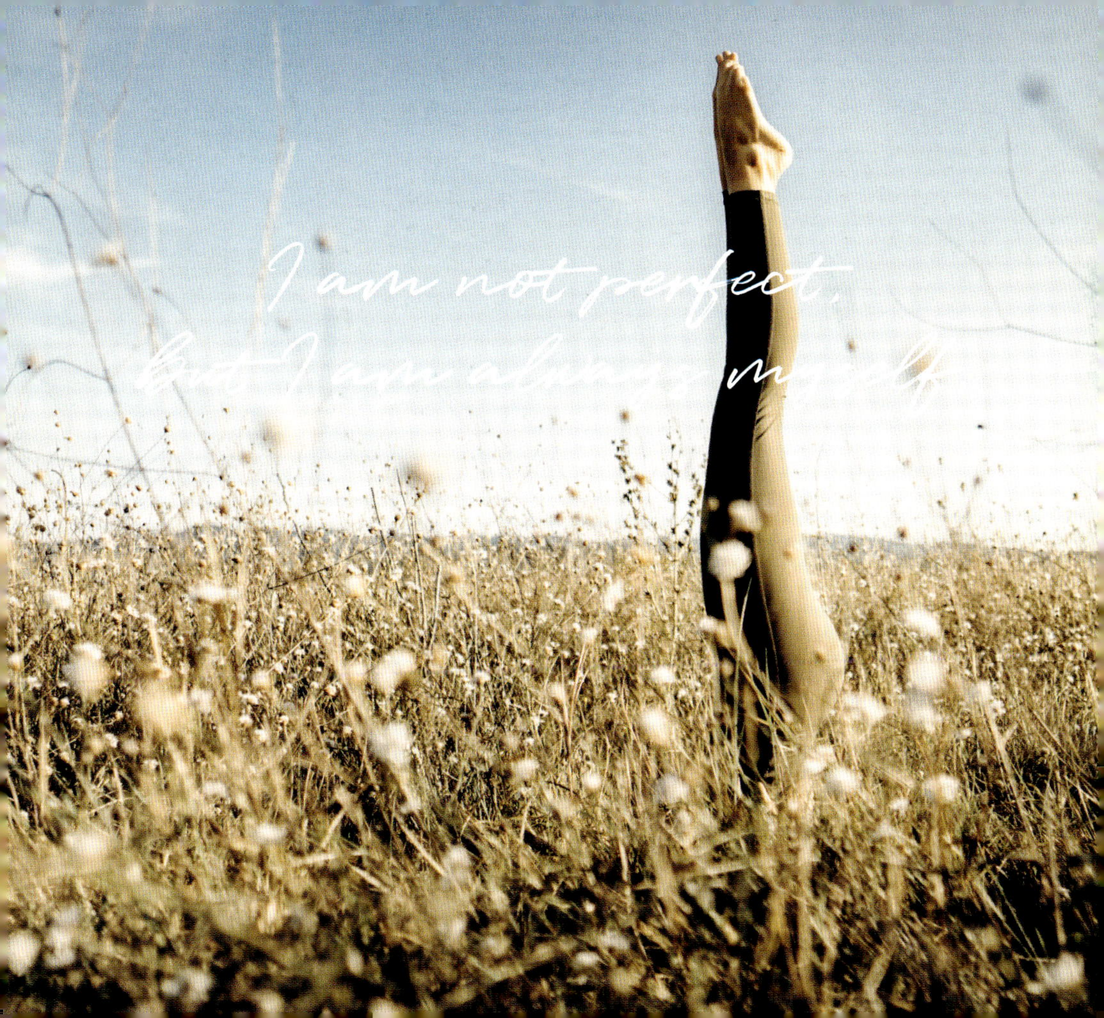
I am not perfect,
but I am always myself

AUCH ENTSPANNEN WILL GELERNT SEIN

Die wichtigste Übung im Yoga: *Shavasana.*

Während du Körper und Geist *entspannst,* kann sich die Lebensenergie, die du durch die Praxis aktiviert hast, in deinem ganzen Körper verteilen. Lege dich für Shavasana flach auf den Rücken und lass die Füße locker nach außen kippen. Die Arme liegen neben dem Körper und du lässt deinen Atem ganz natürlich fließen.

Es gibt für dich *nichts* mehr zu tun, lass einfach alles los und genieße die Ruhe. Lass nach ein paar Minuten den Atem wieder tiefer werden und bring sanft Bewegung in den ganzen Körper.

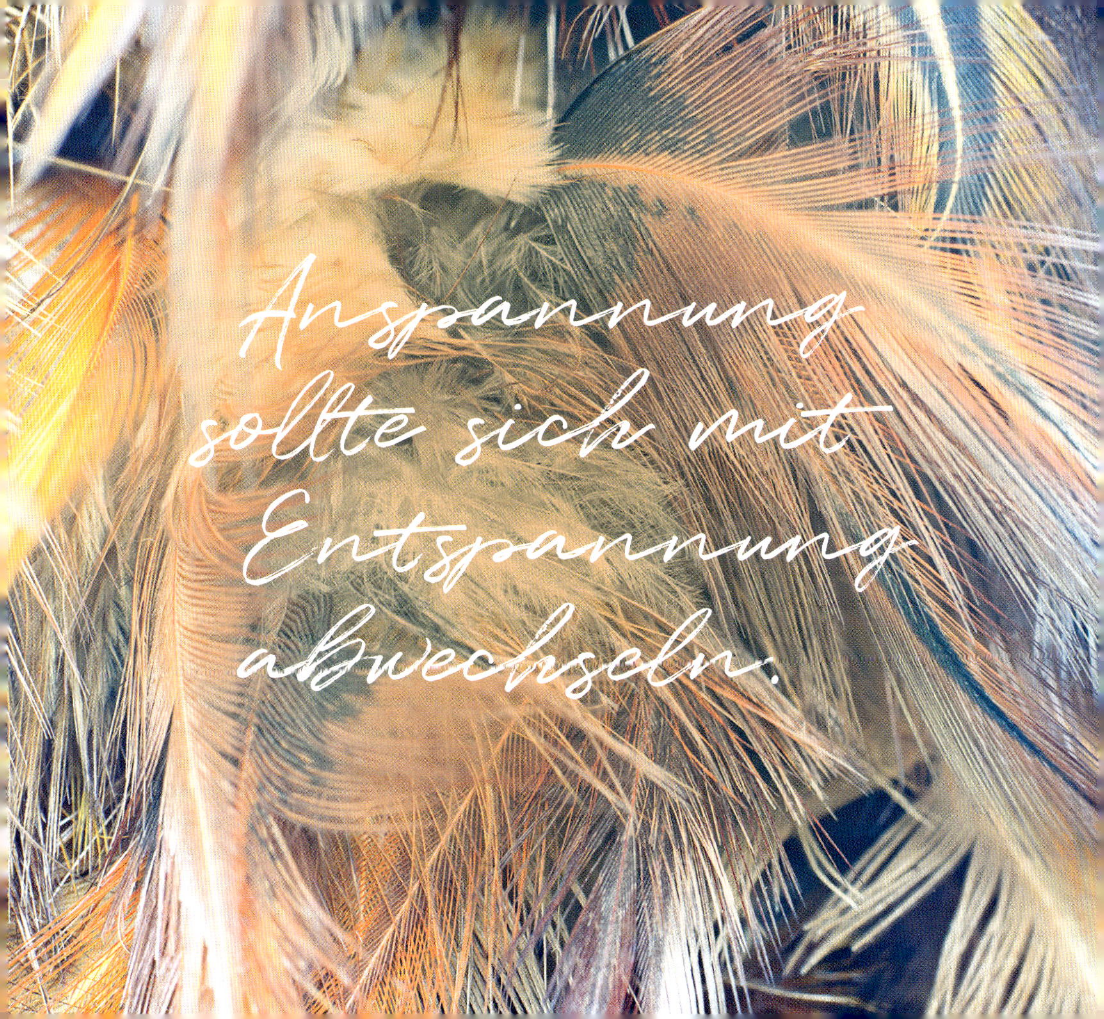
Anspannung sollte sich mit Entspannung abwechseln.

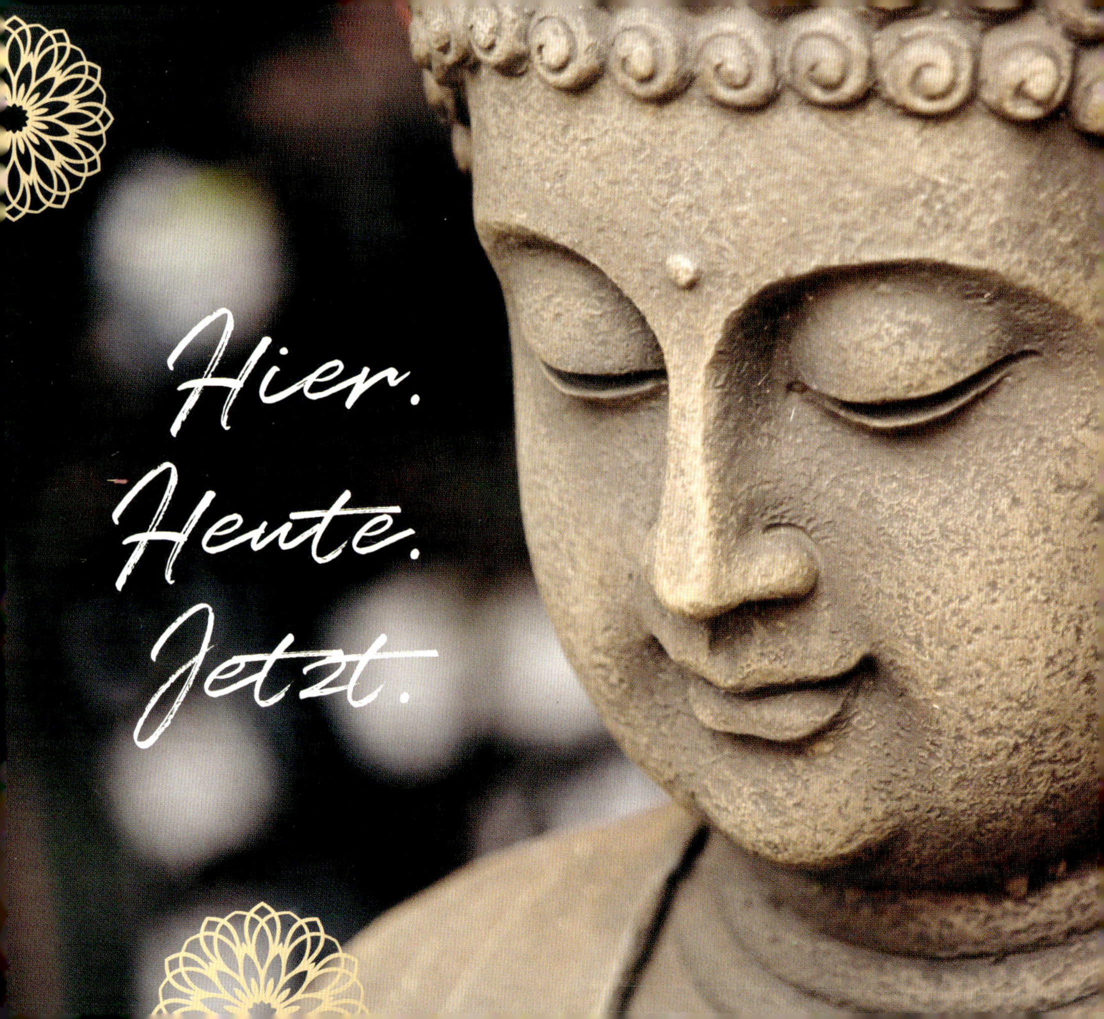
Hier.
Heute.
Jetzt.

SEI GEGENWÄRTIG
IN ALLEM, WAS DU TUST,
DENN DIE EINZIGE
Wirklichkeit
IST JETZT.

Weisheit aus dem Zen-Buddhismus

BESSER EINSCHLAFEN

Wer vor dem *Schlafengehen* Yoga übt,
wird leichter in den Schlaf finden. Denn Bewegung und eine
bewusste Atmung bauen Stresshormone ab.

Besonders gut sind Vorbeugen, sie schenken dir *Ruhe*
und helfen dir, dich auf dich zu konzentrieren und den Tag loszulassen.

Du kannst auch eine *Meditation* versuchen,
um dein Gedankenkarussell zu stoppen, oder dich mit der
bewussten Bauchatmung müde atmen.

Lass deine *Ausatmung* länger sein als die Einatmung,
so entspannt sich dein Körper mit jedem Atemzug.

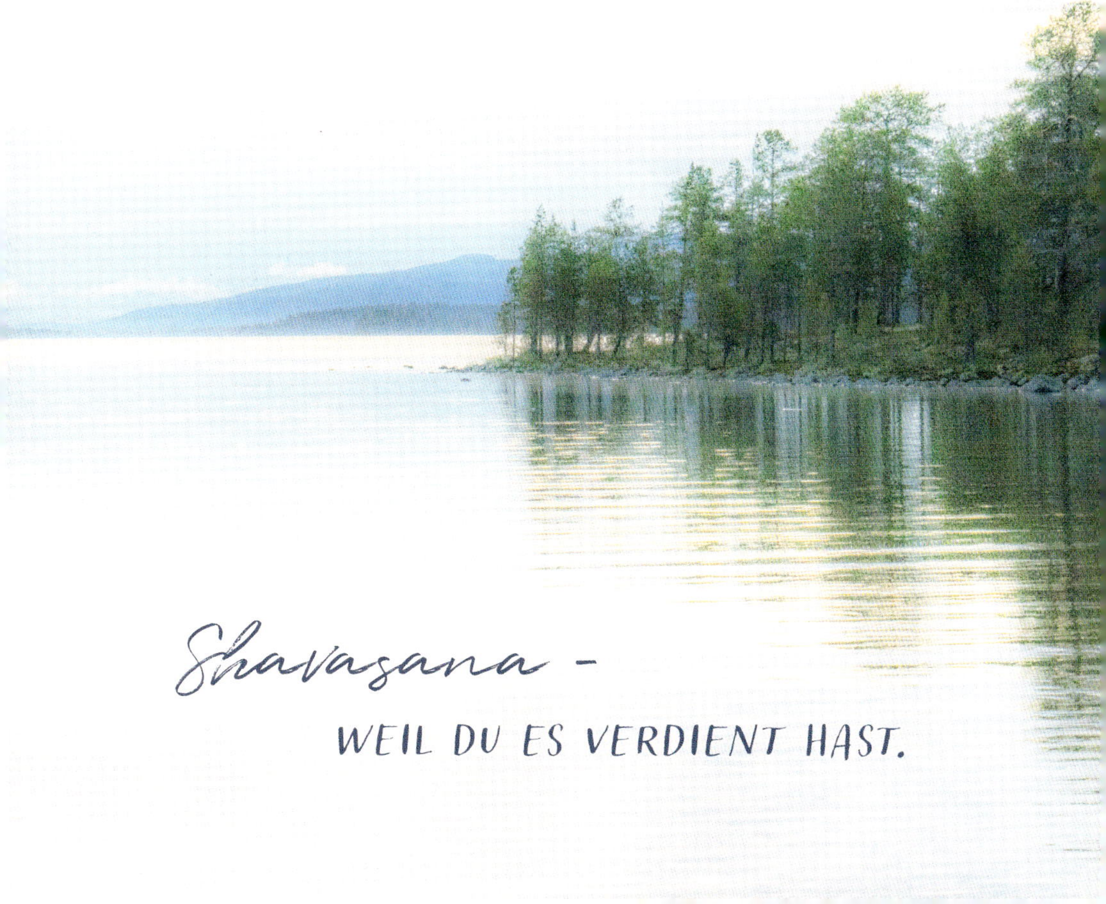

Shavasana –

WEIL DU ES VERDIENT HAST.

Je mehr du *alleine* bist, umso näher bist du deinem spirituellen Kern.

SWAMI KRISHNANANDA

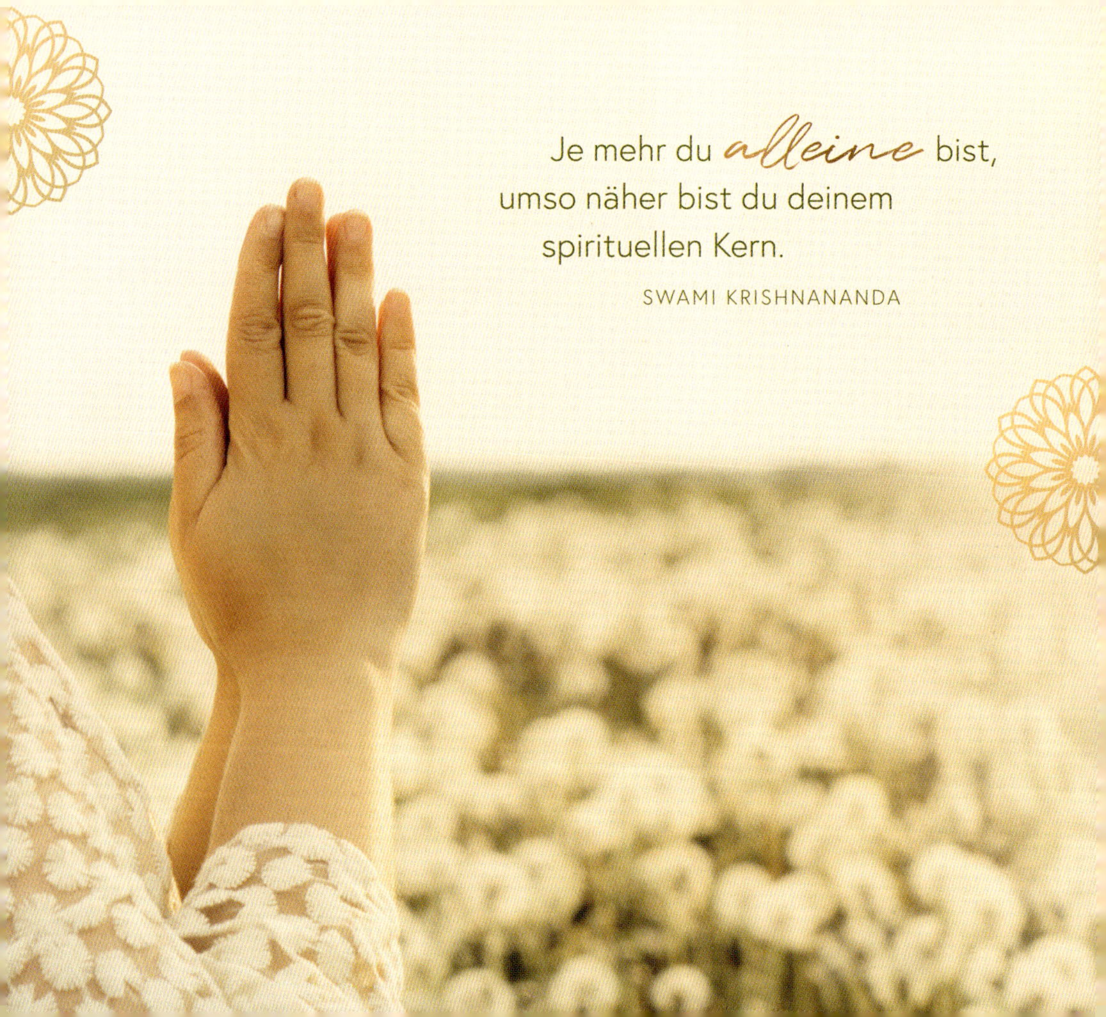

SCHENK DIR LEISE MOMENTE

Manchmal sind es die kleinen unscheinbaren *Dinge*
oder die leisen Momente im Leben, die uns am meisten geben.

Nimm dir heute ganz bewusst ein wenig *Zeit* für dich allein.
Zieh dich vom Trubel der Welt zurück und lausche der Stille
um dich herum und in dir drin.

Du wirst merken: die *Stille* ist nicht leer.
Die Stille hält Antworten für dich bereit.

Vergeben HEISST,
DIE HOFFNUNG AUF EINE BESSERE VERGANGENHEIT AUFZUGEBEN UND GANZ IM HIER UND JETZT ANZUKOMMEN.

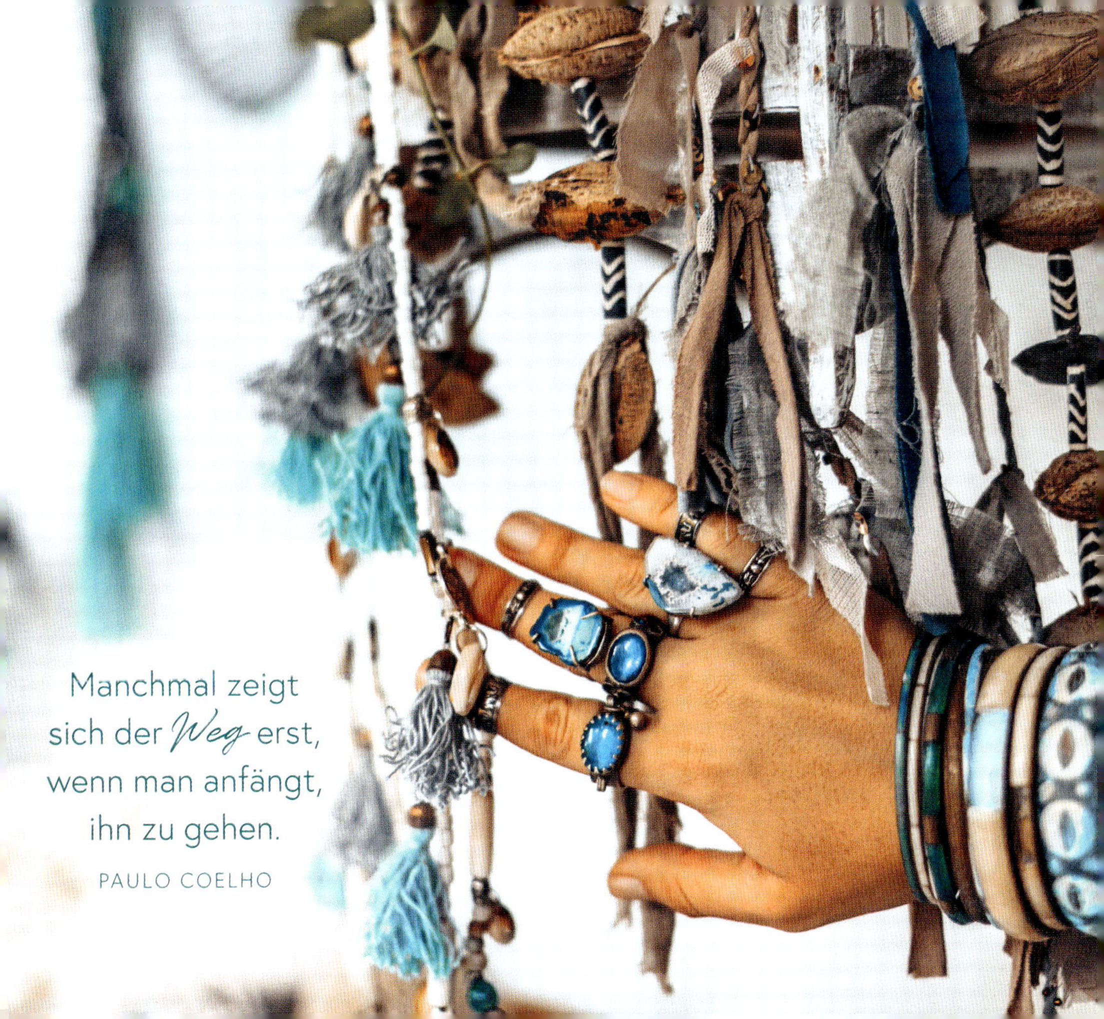
Manchmal zeigt
sich der *Weg* erst,
wenn man anfängt,
ihn zu gehen.
PAULO COELHO

KOMM IN DEINE KRAFT

Nimm aus dem Stand heraus den rechten *Fuß* nach vorne in den Ausfallschritt, sodass das Knie über der Ferse steht, und dreh den linken um 45° nach außen.

Nimm beim *Einatmen* die Arme über den Kopf, ganz stark und stolz. Hüfte und Schultern sind nach vorne ausgerichtet.

Atme ca. 30 Sekunden lang tief ein und aus, wiederhole den Krieger dann auf der anderen Seite.

Mit dem Krieger I kräftigst und dehnst du deine *Beine*, außerdem macht er dich mutiger und selbstbewusster.

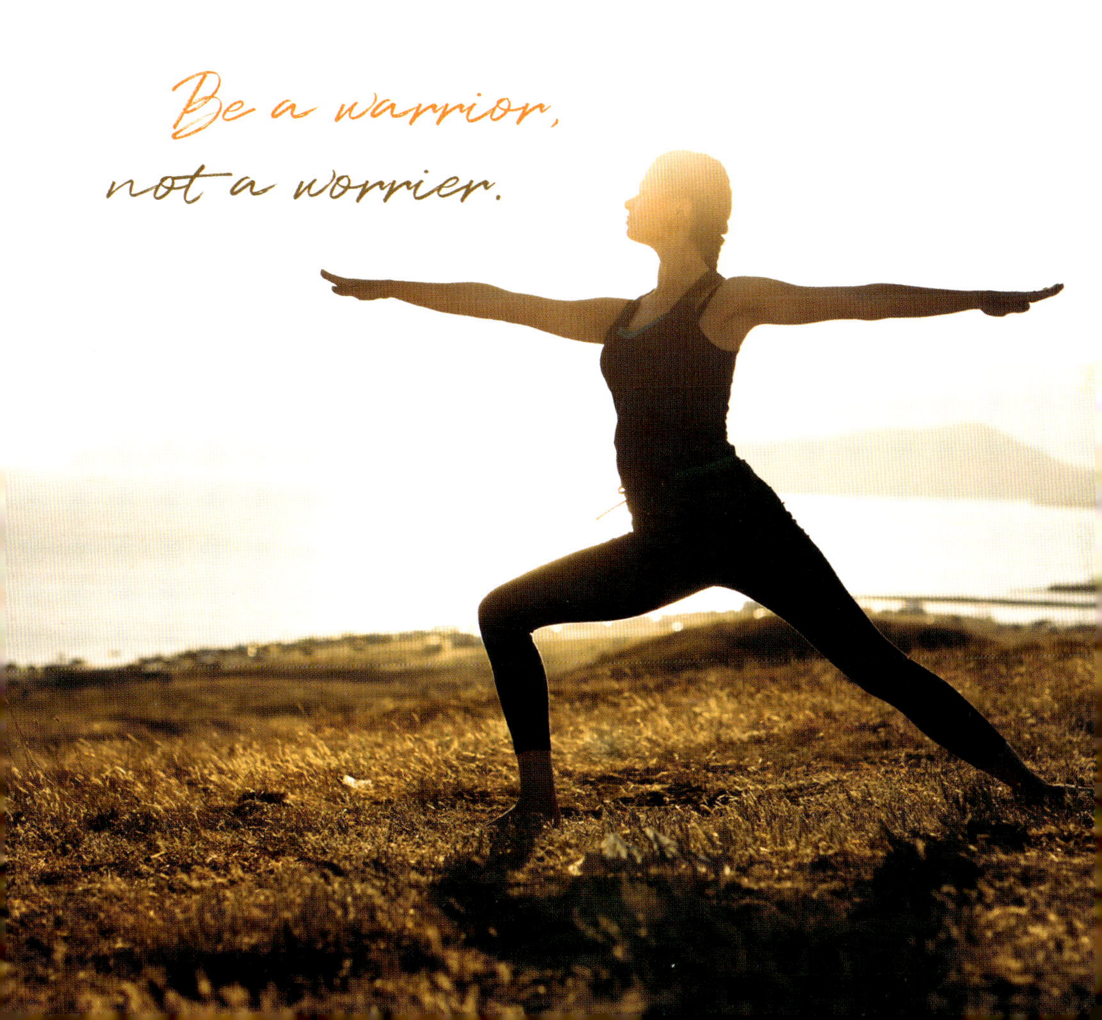
Be a warrior,
not a worrier.

Der *Rhythmus* des Körpers, die Melodie des Geistes und die Harmonie der Seele schaffen die Symphonie des Lebens.

B. K. S. Iyengar

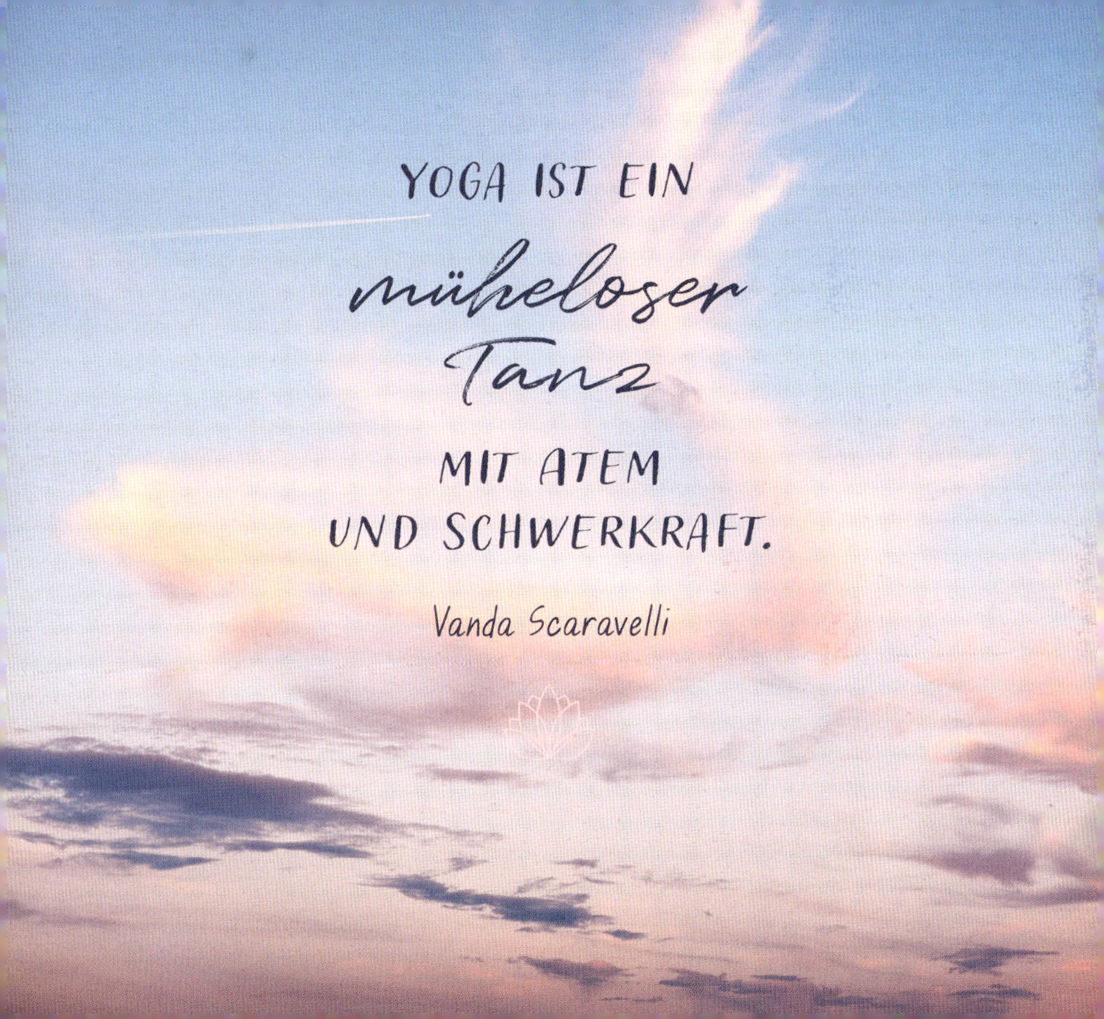

YOGA IST EIN
müheloser
Tanz
MIT ATEM
UND SCHWERKRAFT.

Vanda Scaravelli

HERZÖFFNER

Wenn du lernen möchtest, *mitfühlender*
mit dir und anderen Menschen umzugehen,
kann Yoga dir auch dabei helfen.

Es hilft schon, dass du mit Yoga etwas für *dich* tust
und dich liebevoller um dich selbst kümmerst – so kannst du
auch anderen Menschen liebevoller begegnen..

Es gibt aber auch bestimmte *Übungen*,
die dein Herz-Chakra stärken: Mit Rückbeugen kannst du
dieses Chakra aktivieren und somit deine Liebe,
Akzeptanz und dein Mitgefühl intensivieren.

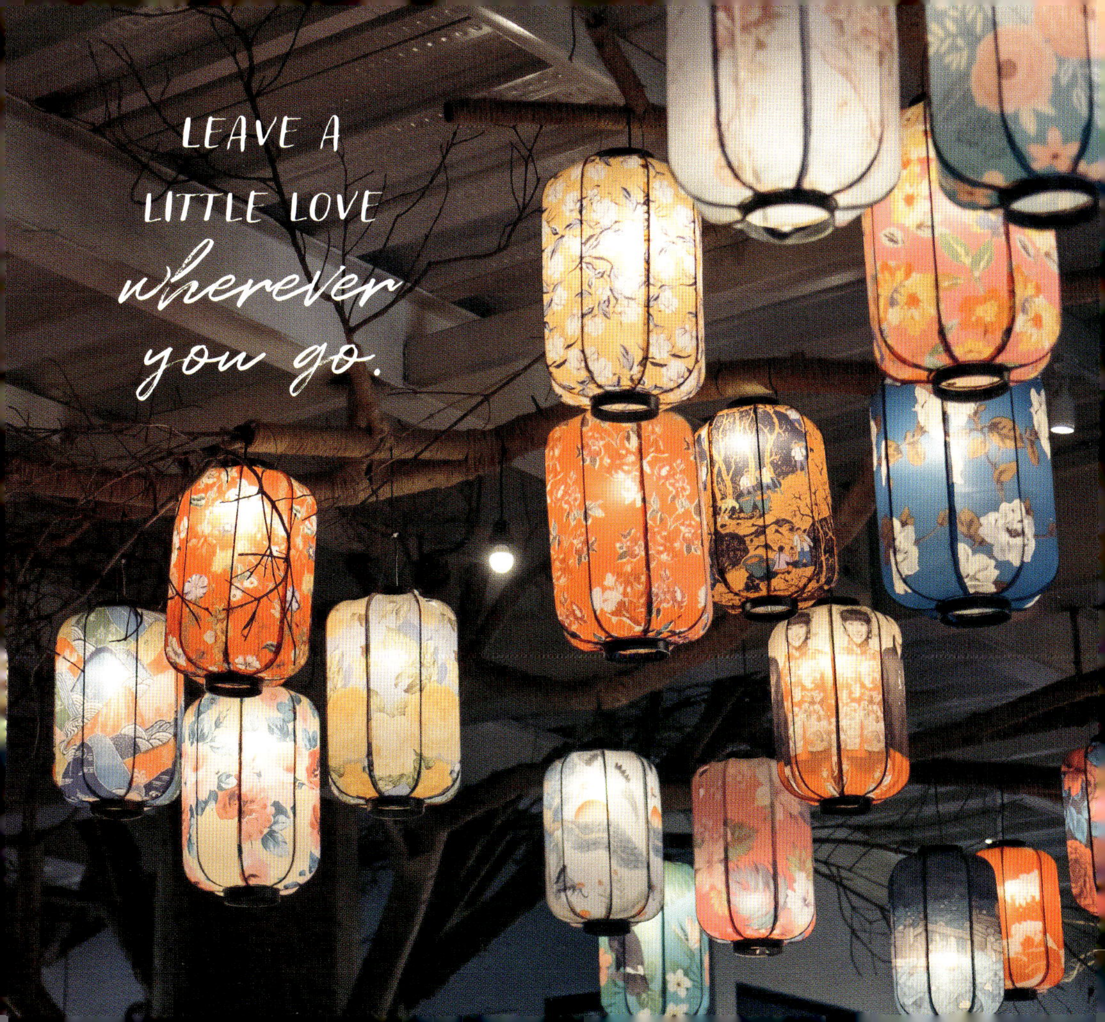
LEAVE A
LITTLE LOVE
wherever
you go.

WECHSLE DIE PERSPEKTIVE

Spreiz im *Vierfüßlerstand* die Finger und drück die Hände fest in den Boden. Schieb dein Gesäß mit der Ausatmung so weit nach hinten, wie es dir möglich ist, und heb es dann nach oben.

Streck *achtsam* die Beine, aber behalte die Länge im Rücken bei. Bleib ein paar Atemzüge lang hier und genieße den herabschauenden Hund.

Die Asana stärkt dein *Selbstbewusstsein*, entspannt und macht gute Laune.

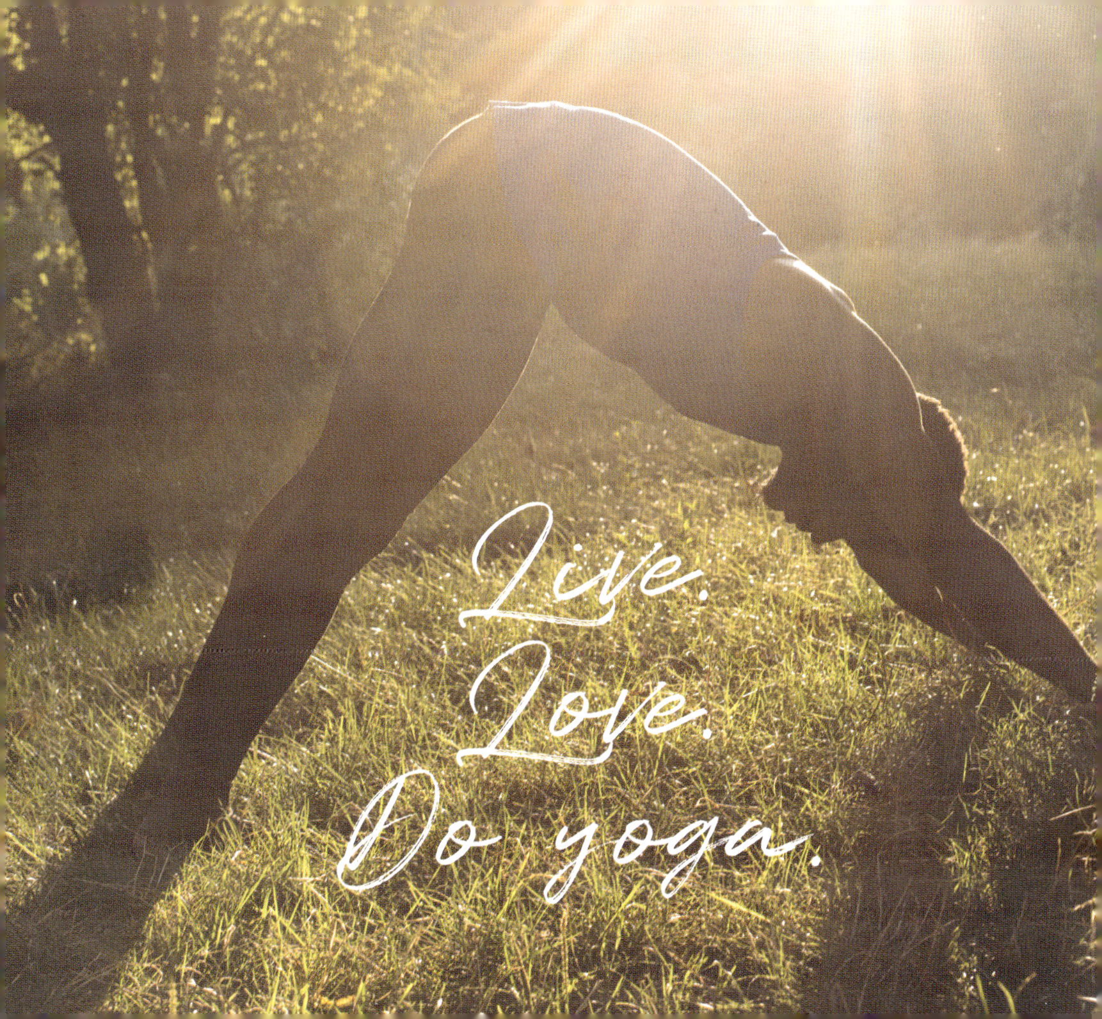
Live.
Love.
Do yoga.

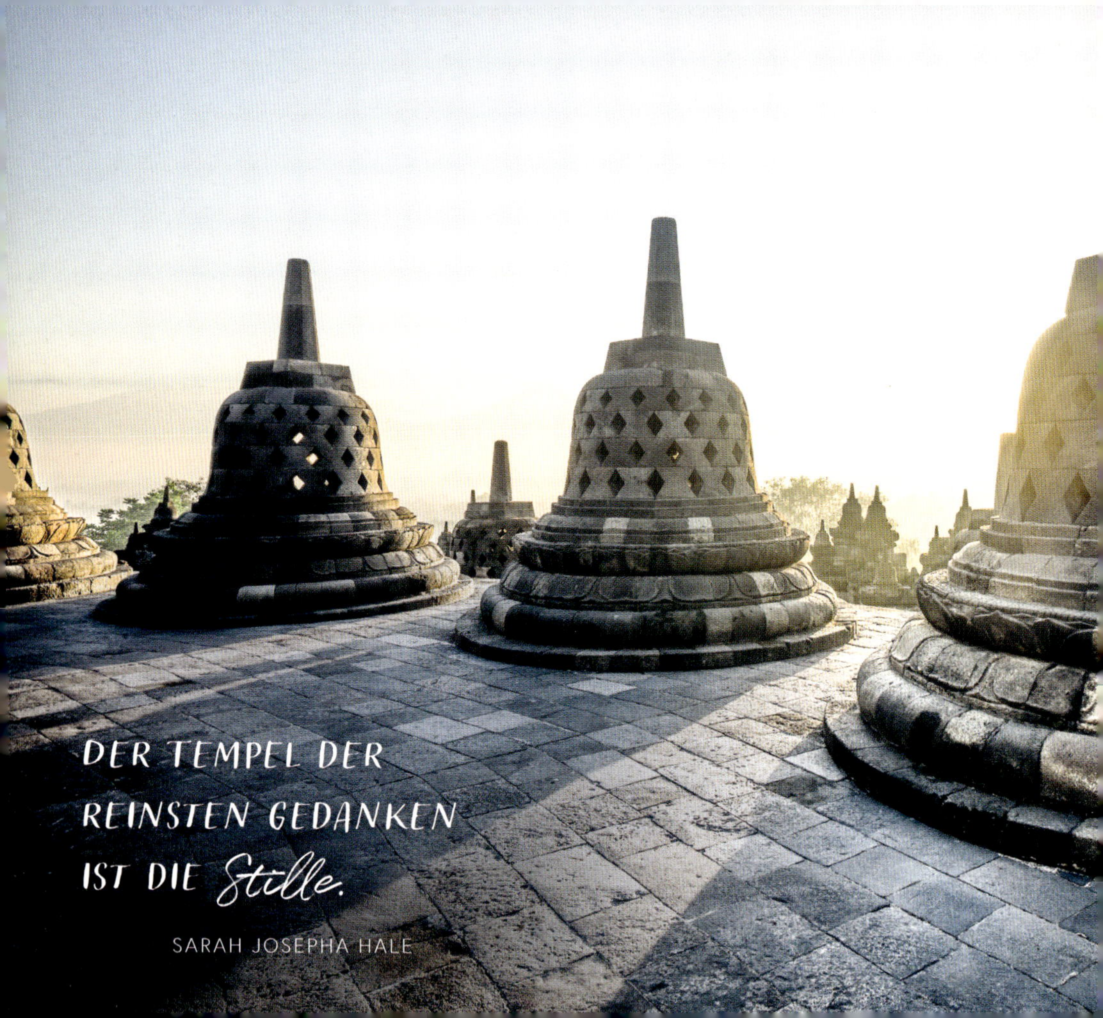

DER TEMPEL DER
REINSTEN GEDANKEN
IST DIE *Stille.*

SARAH JOSEPHA HALE

Meditation

IST AM ANFANG SCHMERZVOLL,
ABER AM ENDE SCHENKT SIE UNS
UNENDLICHE GLÜCKSELIGKEIT
UND HÖCHSTE FREUDE.

Swami Sivananda

ALLE HANDLUNGEN,
ALLE WERKE, ALLES KARMA
GEHÖREN ZUR NATUR,
NICHT ZUM GÖTTLICHEN.
DER *Mensch* IST ES,
DER SEIN IRDISCHES LOS BESTIMMT.
DIE MENSCHEN BESIEGELN
IHR SCHICKSAL SELBST.

Aus der Bhagavad Gita

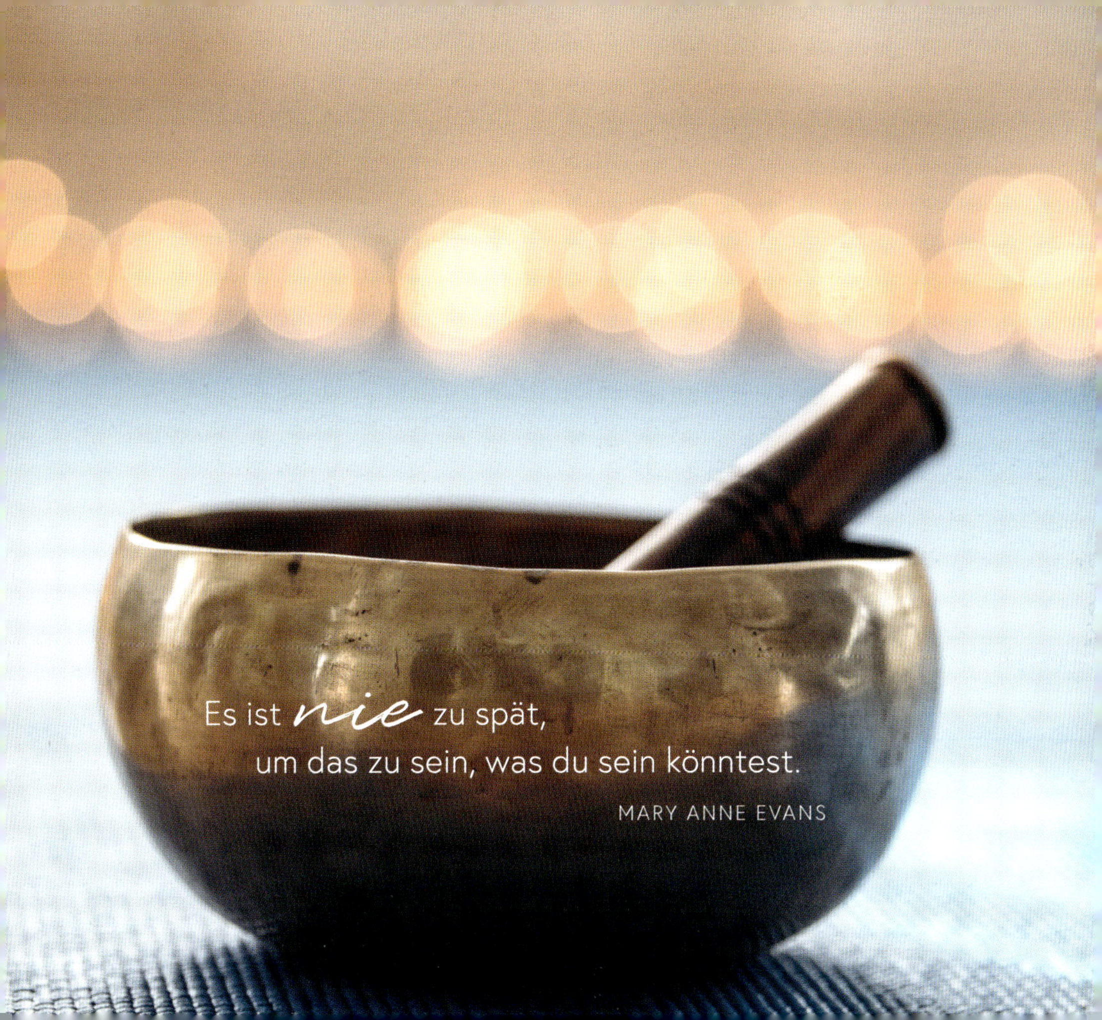

Es ist *nie* zu spät,
um das zu sein, was du sein könntest.

MARY ANNE EVANS

Do not try to rush things that need *time* to grow.

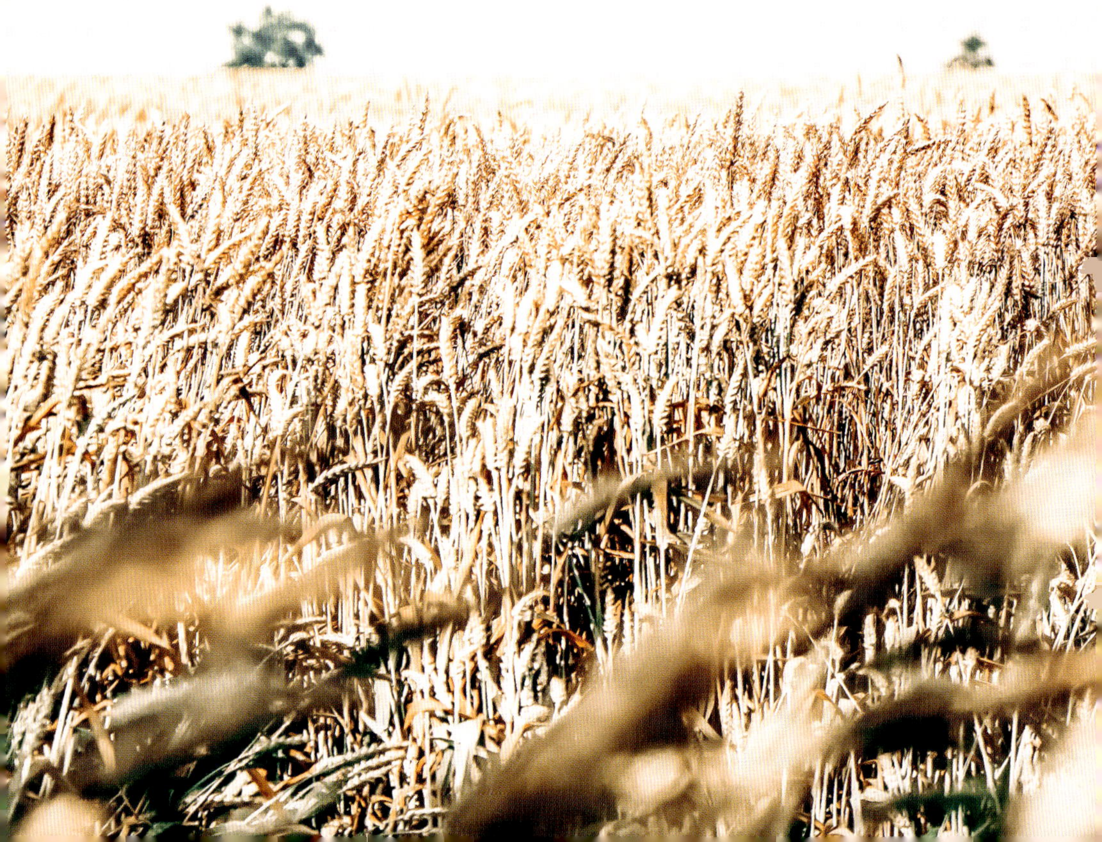

YOGA TUT DEINEM KÖRPER GUT

Eine *regelmäßige* Praxis lockert nicht nur deine Muskulatur und hilft ihr, sich wieder zu entspannen, sie kräftigt sie auch.

Beim Yoga wird vor allem die *Tiefenmuskulatur* gestärkt – wenn du Sonnengrüße übst, aktivierst du dabei fast jeden Muskel, und die Wiederholungen helfen auch beim Muskelaufbau.

Außerdem stärkt Yoga dein *Herz* und verbessert die Durchblutung, so wird dein Körper optimal mit Sauerstoff versorgt und du hast mehr Energie.

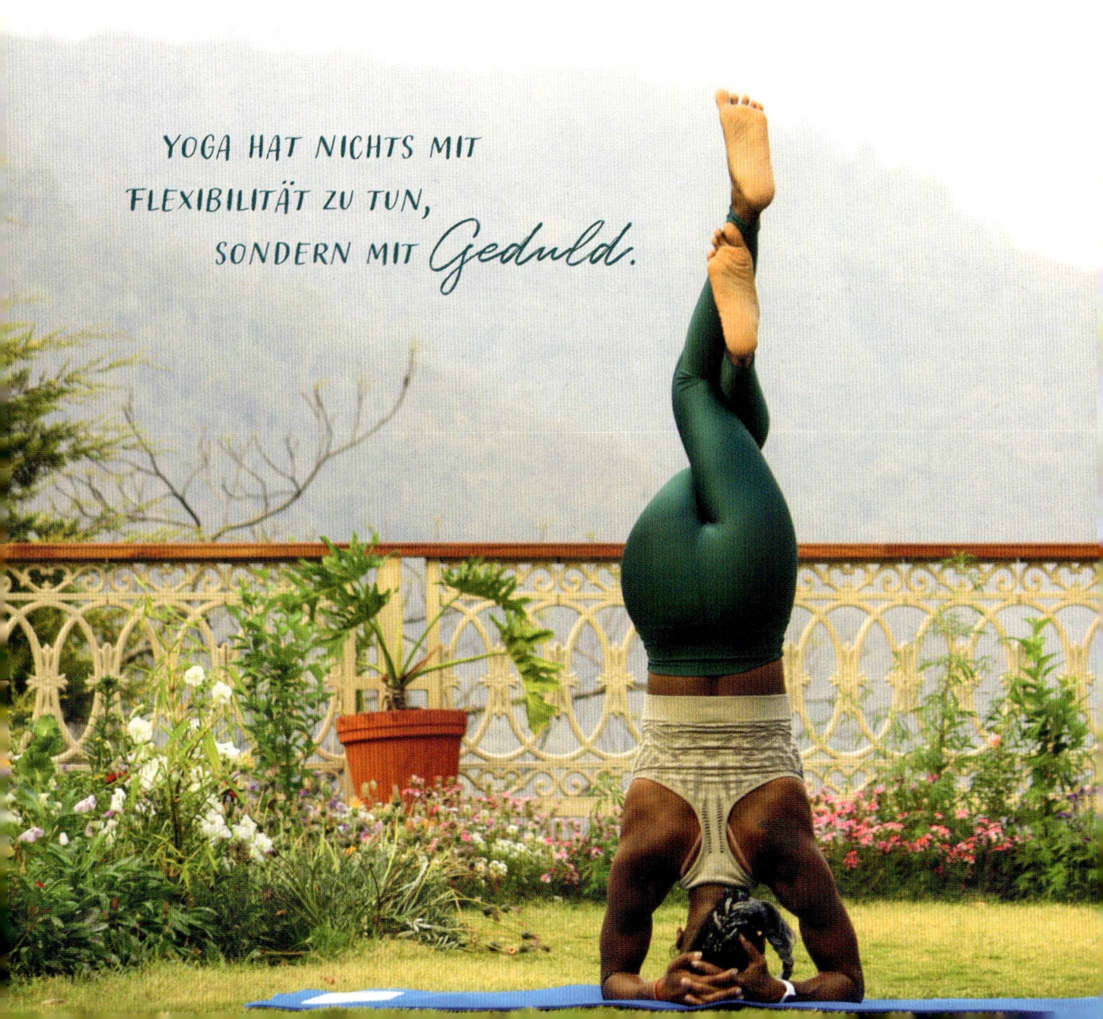
YOGA HAT NICHTS MIT
FLEXIBILITÄT ZU TUN,
SONDERN MIT Geduld.

Meditation

BRINGT UNS IN BERÜHRUNG MIT DEM, WAS DIE WELT IM INNERSTEN ZUSAMMENHÄLT.

Johann Wolfgang von Goethe

NAMASTE

Dieser respektvolle *Gruß* aus dem heiligen Sanskrit
bedeutet etwa »Ich verneige mich vor dir«.

Man legt die Handflächen vor dem *Herzen*
in »Anjali Mudra« aneinander, schließt die Augen und
deutet eine leichte Verbeugung an.

Mit dieser schönen *Geste*, die von Herzen kommt,
bringt man Dankbarkeit, Demut und Liebe für
sich und sein Gegenüber zum Ausdruck.

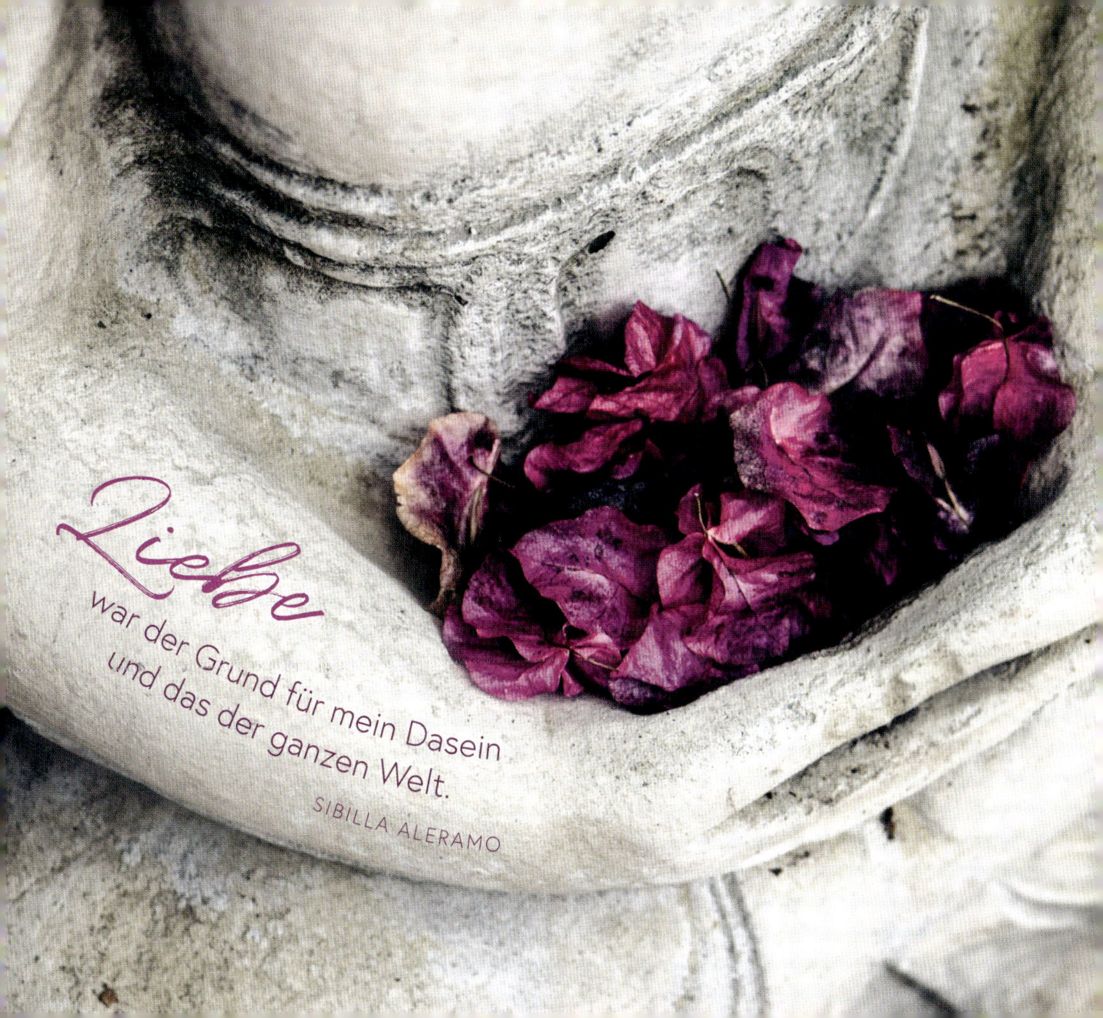
Liebe
war der Grund für mein Dasein
und das der ganzen Welt.
SIBILLA ALERAMO

MAN *liebt*
EINEN MENSCHEN NICHT
WEGEN SEINER STÄRKE,
SONDERN WEGEN SEINER
SCHWÄCHEN.

Tilla Durieux

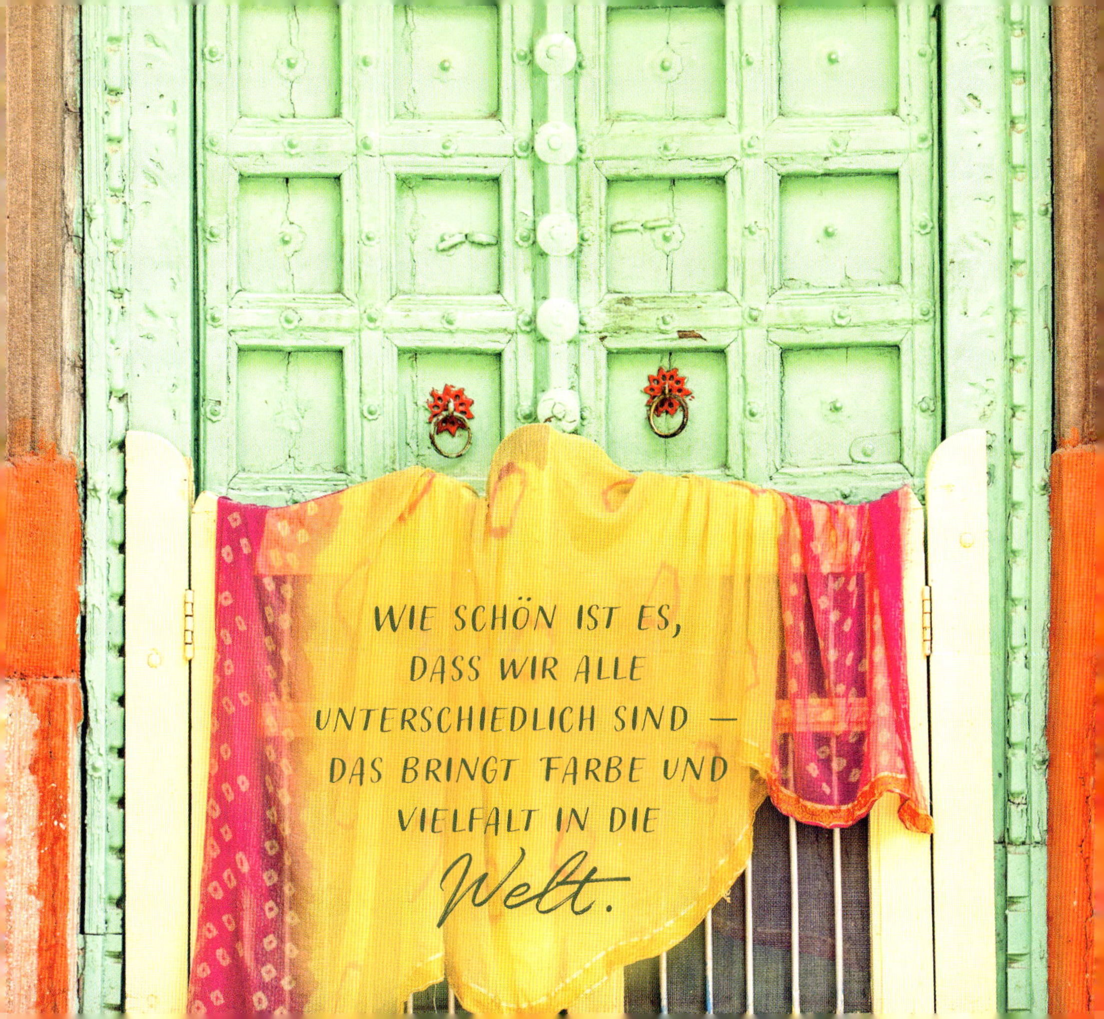
WIE SCHÖN IST ES,
DASS WIR ALLE
UNTERSCHIEDLICH SIND –
DAS BRINGT FARBE UND
VIELFALT IN DIE
Welt.

Ruhe ist die allerstärkste Beschäftigung.

KÖNIGIN CHRISTINE VON SCHWEDEN

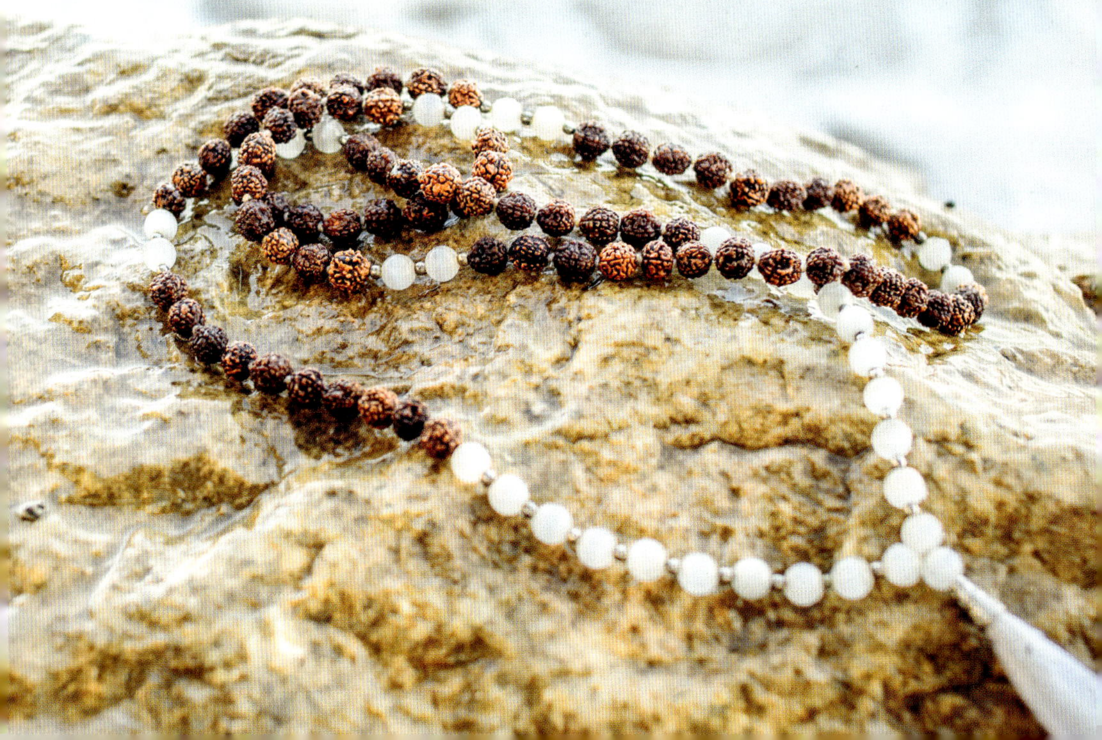

TRAINIERE DEINEN GEIST

Nicht nur auf deiner Matte fordert *Yoga* dich heraus, dir einen Fokus zu setzen und dich nur auf deinen Atem und deine Bewegungen zu konzentrieren.

Auch beim *Meditieren* ist es wichtig, dass du im Moment bleibst und dich nicht von deinen eigenen Gedanken ablenken lässt. Gar nicht so leicht, aber mit einem Mantra, das du für dich leise wiederholst, klappt es vielleicht.

Wenn du dranbleibst, verbesserst du deine *Konzentration* und schulst deine Aufmerksamkeit.

SEI EINE *erstklassige*
AUSGABE DEINER SELBST,
KEINE ZWEITKLASSIGE VON
JEMAND ANDEREM.

Judy Garland

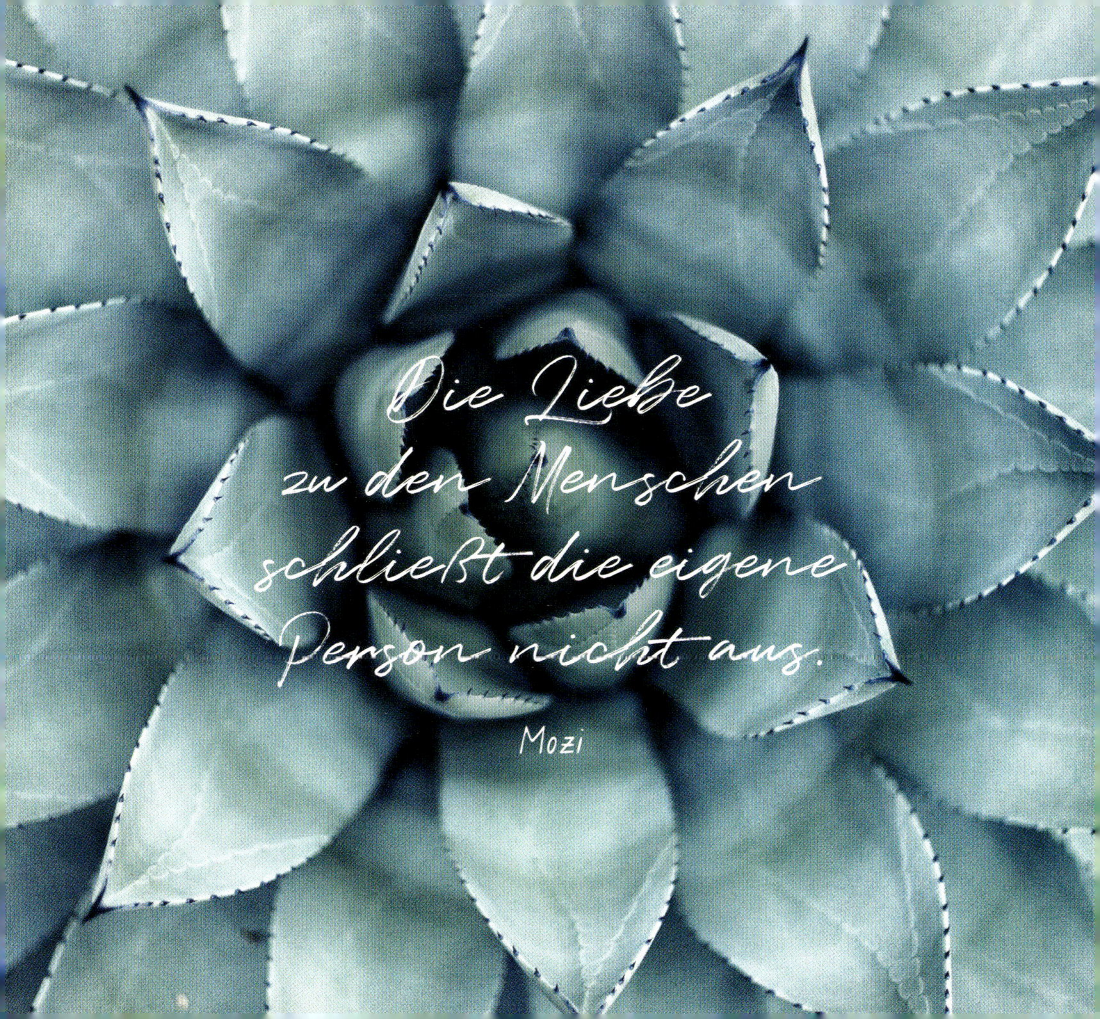
Die Liebe
zu den Menschen
schließt die eigene
Person nicht aus.
Mozi

ÖFFNE DEIN HERZ

Stell die Hände in *Bauchlage* unter deine Schultern
und drück den Oberkörper nach oben.

Das *Gewicht* liegt nur auf den Händen und den Fußrücken.
Rotiere mit den Oberarmen leicht nach außen,
um den Brustkorb zu öffnen.

Behalte die Länge im Nacken sowie die *Spannung*
in Bauch und Rumpf. Bleibe ein paar Atemzüge im
heraufschauenden Hund – die Asana macht dich wach
und schenkt dir neue Energie.

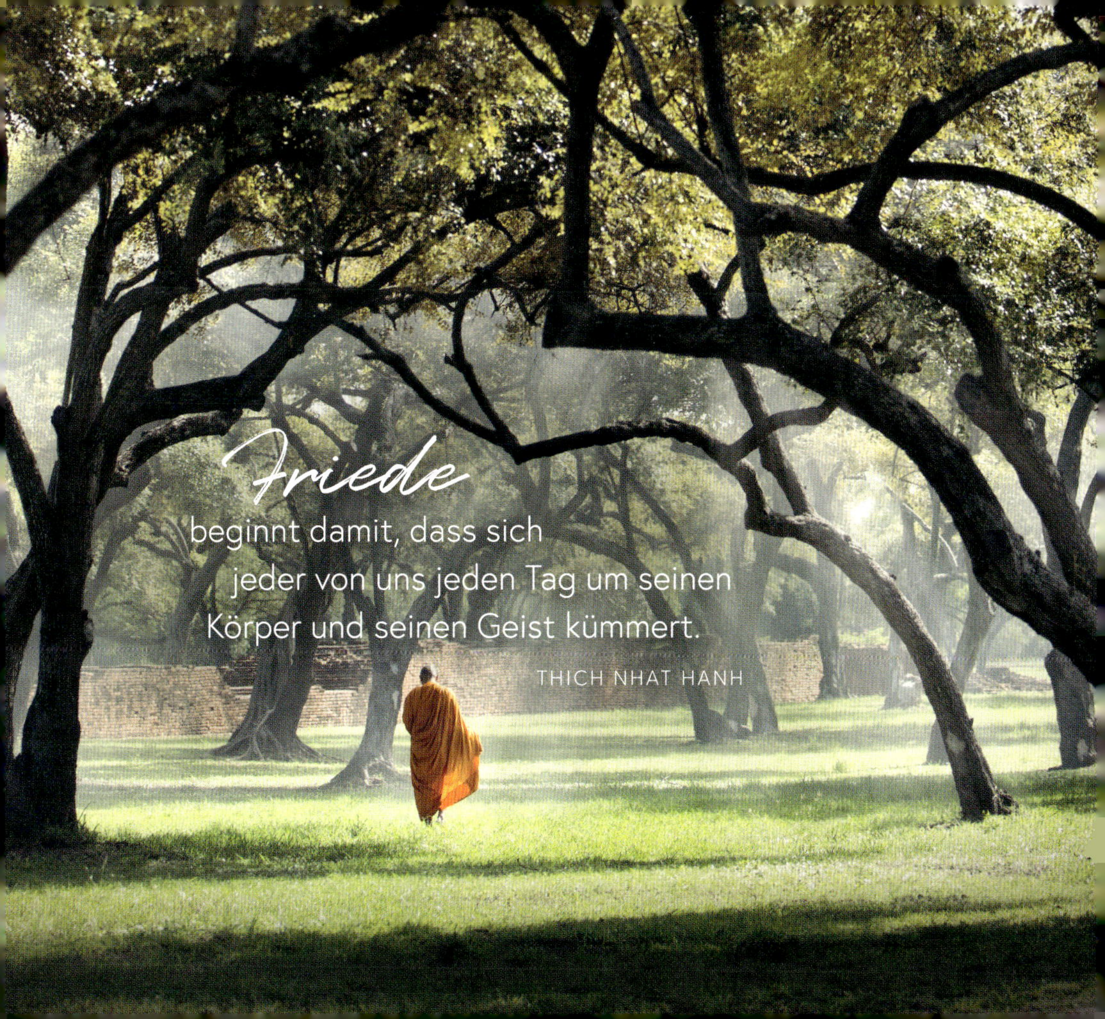
Friede
beginnt damit, dass sich
jeder von uns jeden Tag um seinen
Körper und seinen Geist kümmert.
THICH NHAT HANH

FÜR MEHR LEICHTIGKEIT

Bring die Fußsohlen im *Sitzen* zueinander und lass die Knie nach außen fallen. Halte den Rücken gerade und streck die Arme Richtung Himmel oder halte deine Füße fest.

Bleibe ein paar *Atemzüge* in dieser Position, ohne im Rücken rund zu werden.

Mit dem *Schmetterling* öffnest du deine Hüften und baust so den in Form von Verspannungen dort »festgesetzten« Stress ab.

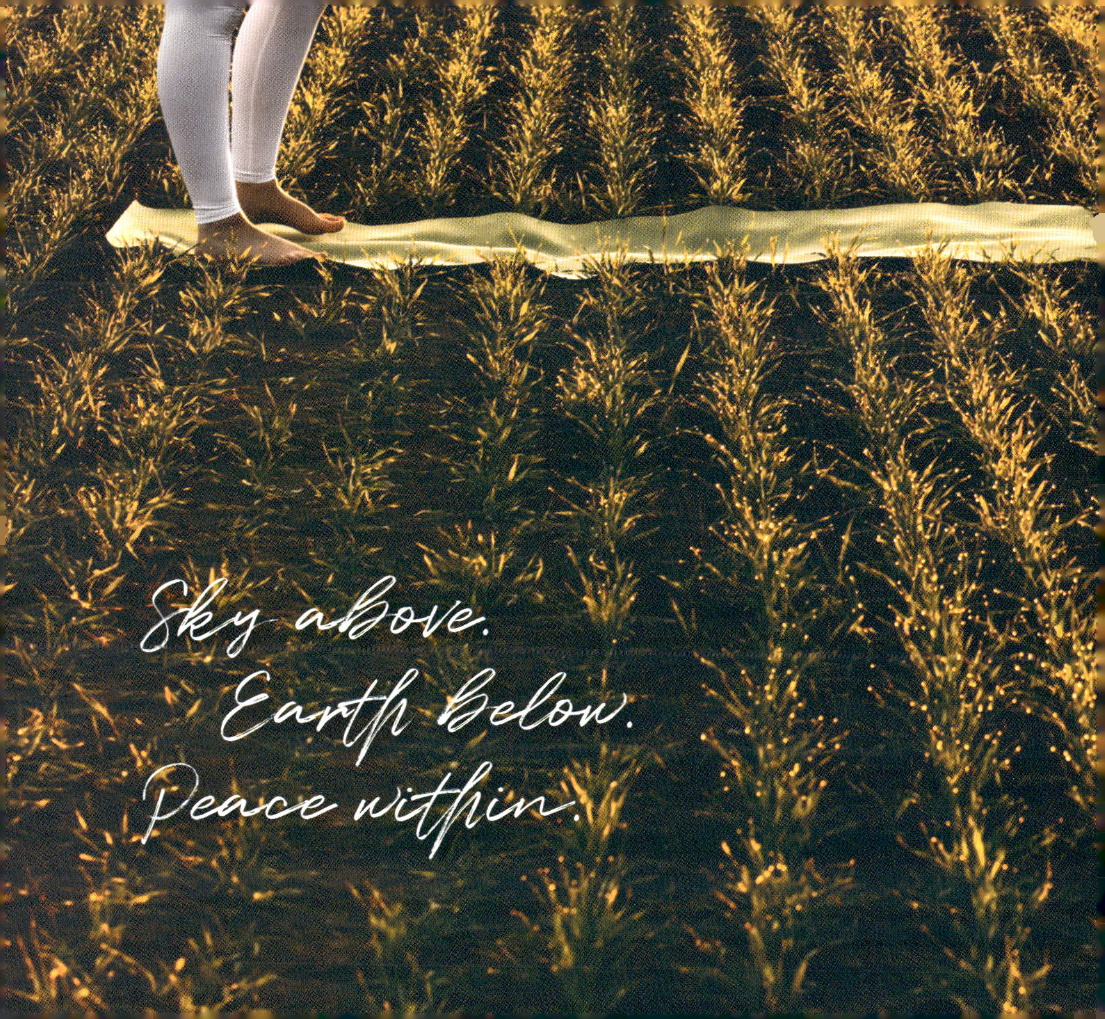
Sky above.
Earth below.
Peace within.

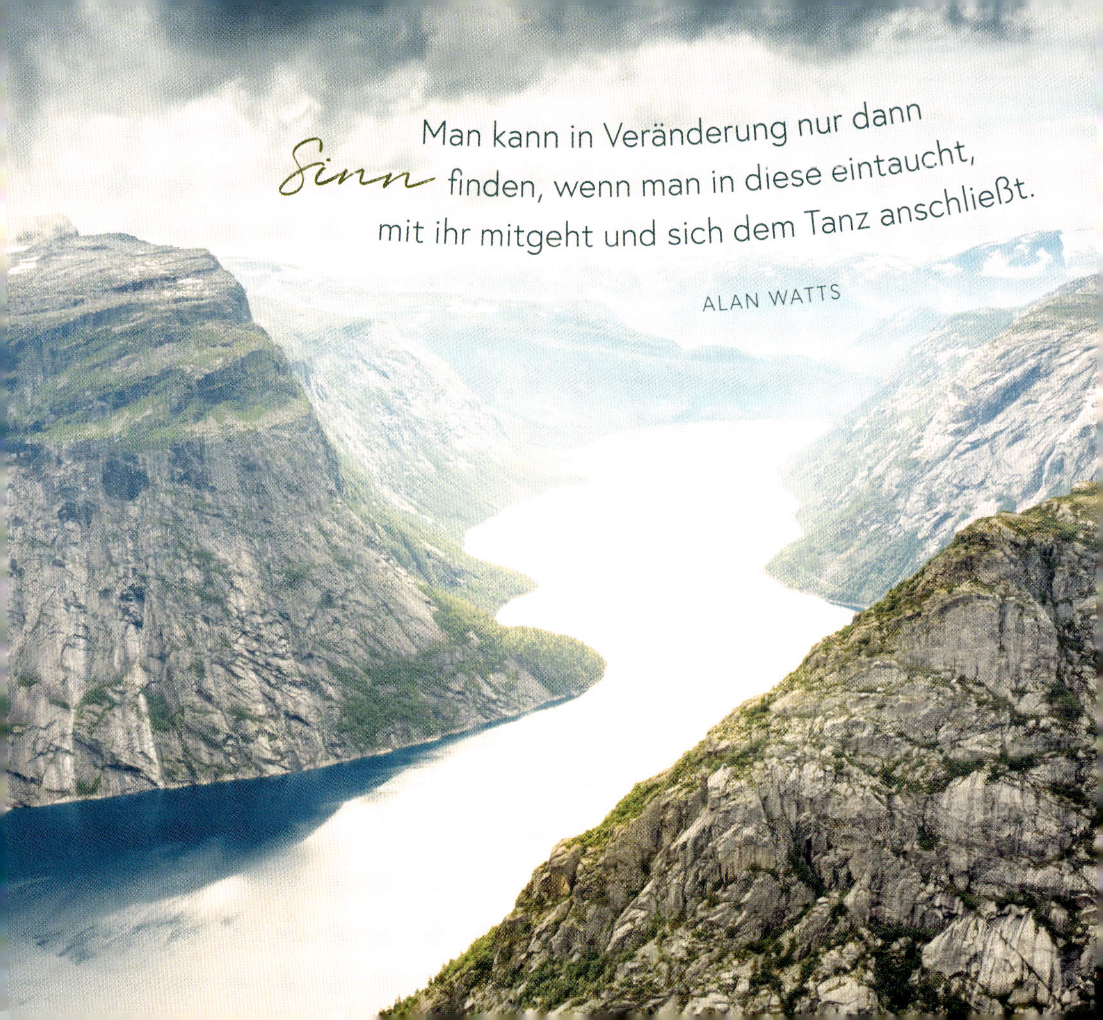

Man kann in Veränderung nur dann *Sinn* finden, wenn man in diese eintaucht, mit ihr mitgeht und sich dem Tanz anschließt.

ALAN WATTS

YOGA LEHRT UNS ZU *heilen*,
WAS MAN NICHT ERTRAGEN MUSS,

UND ZU *ertragen*,
WAS MAN NICHT HEILEN KANN.

B.K.S. Iyengar

GLÜCK KOMMT VON INNEN

Weißt du, wie du ganz schnell ganz *glücklich* werden kannst?
Schließe deine Augen, entspanne dein Gesicht und glätte deine Stirn.

Jeder *Atemzug* lässt dich ruhiger werden und hilft dir,
dich ganz auf dich zu konzentrieren. Stell dir dann vor,
wie aus deinem Inneren heraus ein Lächeln entsteht,
das sich warm und wohlig anfühlt und deinen ganzen Körper
mit dieser Wärme ausfüllt.

Mit ein bisschen *Übung* kannst du dein
inneres Lächeln jederzeit aktivieren.

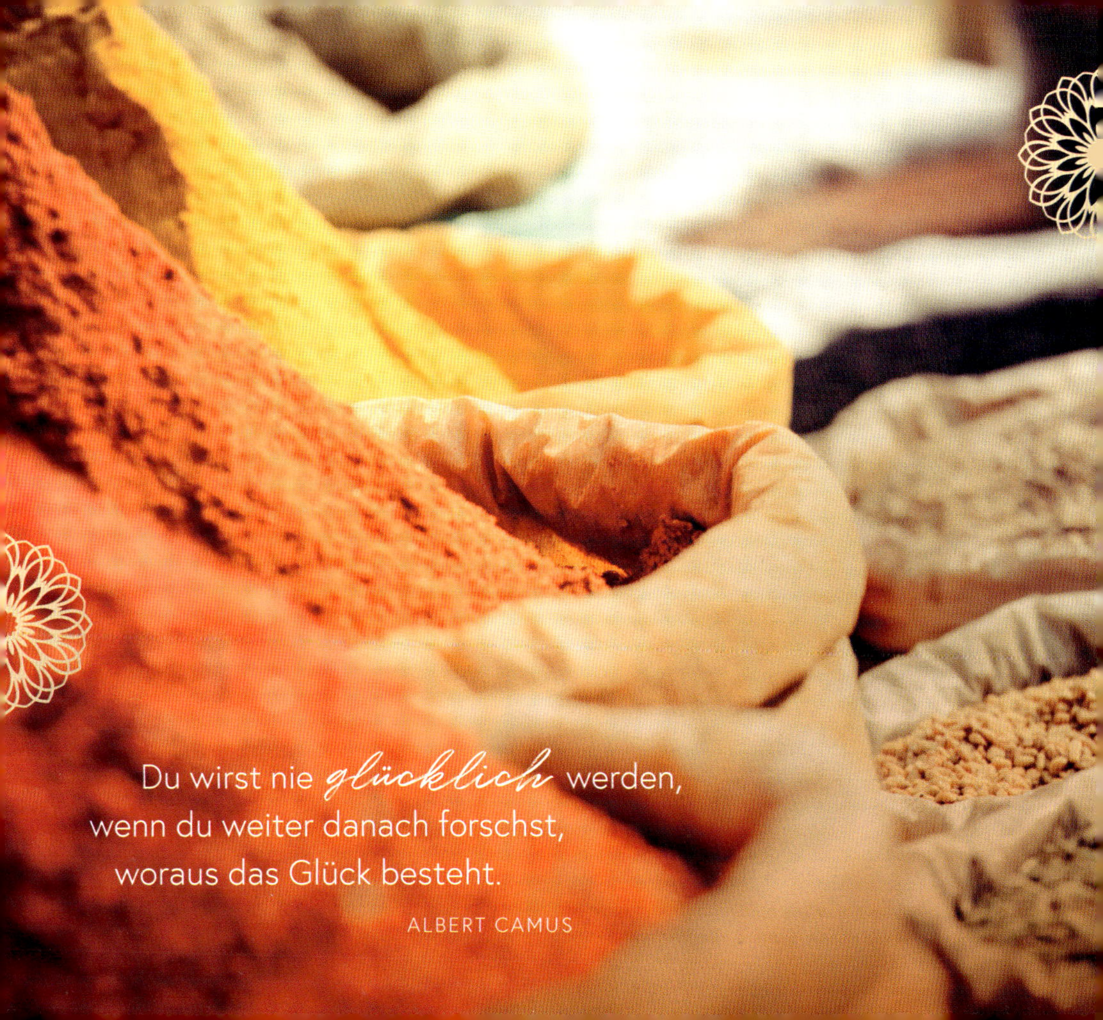

Du wirst nie *glücklich* werden,
wenn du weiter danach forschst,
woraus das Glück besteht.

ALBERT CAMUS

Betritt die Yogamatte,
um zu fühlen – nicht,
um zu erreichen.

Rachel Brathen

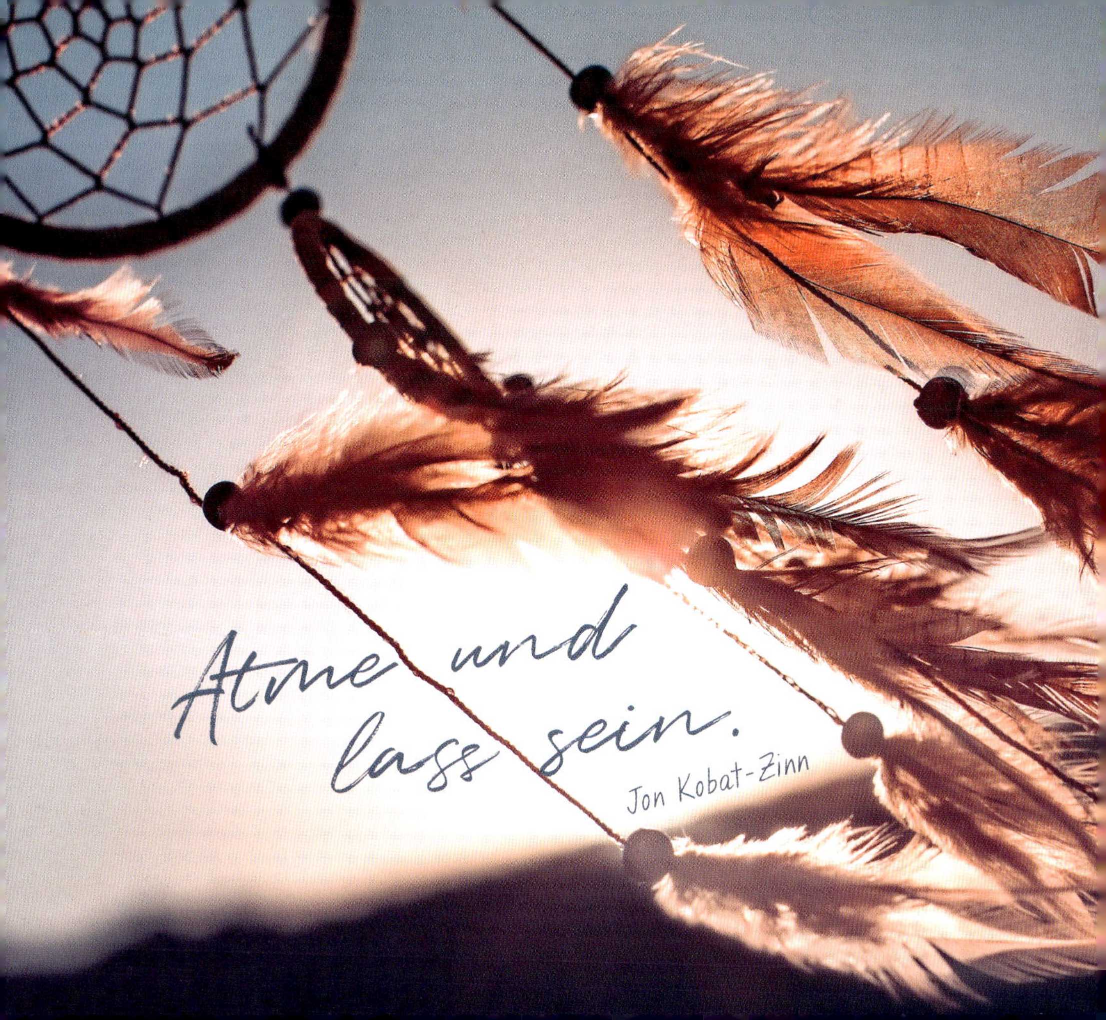
Atme und
lass sein.
Jon Kobat-Zinn

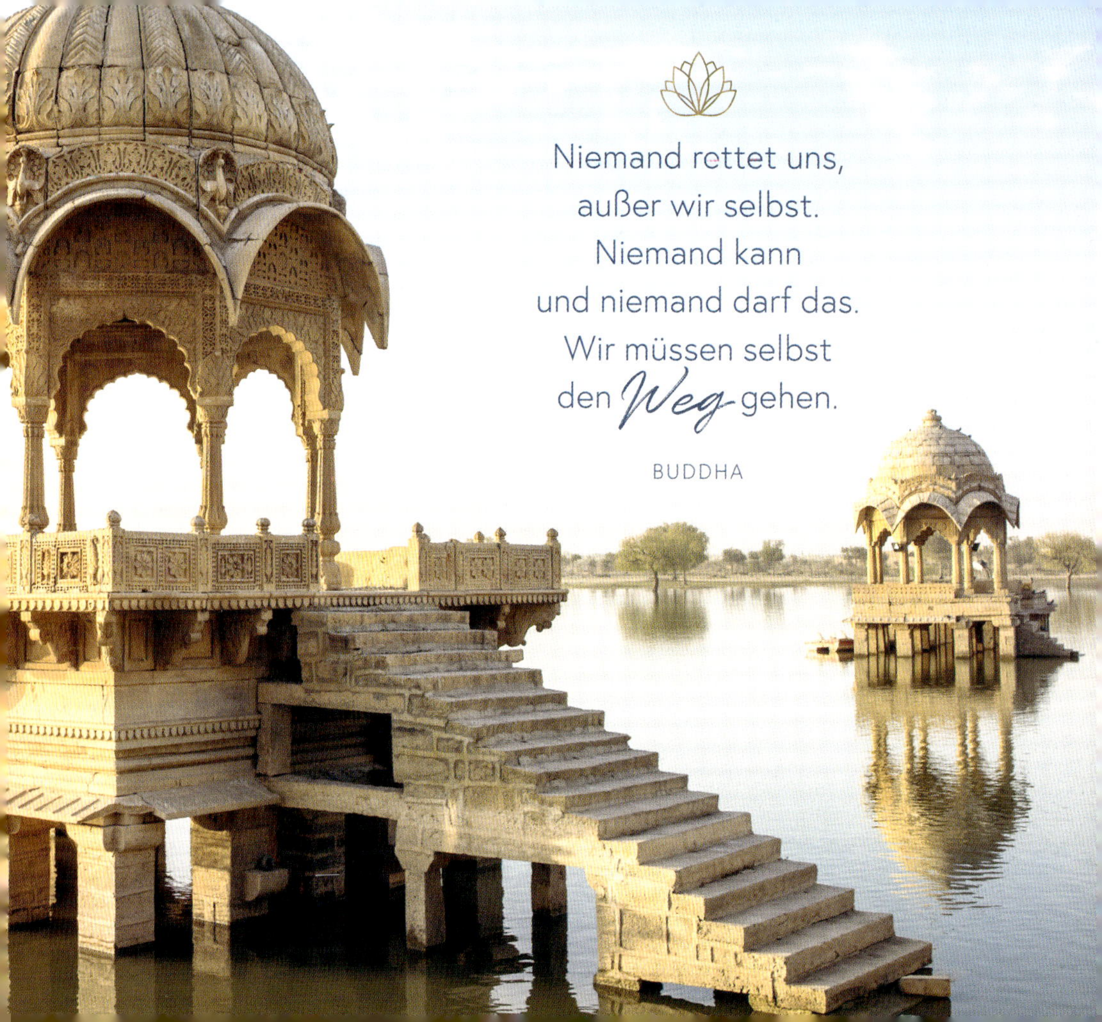

Niemand rettet uns,
außer wir selbst.
Niemand kann
und niemand darf das.
Wir müssen selbst
den *Weg* gehen.

BUDDHA

DU BIST GENUG, WERTVOLL UND LIEBENSWERT

Komm zur *Ruhe*, schließe die Augen, lege die Hände auf dein Herz und geh mit dem Mantra »Ich bin genug« in die bewusste Atmung.

Stell dir vor, du könntest das *Selbstvertrauen* einfach einatmen – am besten stellst du dich dazu aufrecht und stolz hin, um deinem Gehirn mentale und physische Stärke zu signalisieren.

Schenke deiner inneren *Kritikerin* im Alltag weniger Beachtung und behandle dich wohlwollender.

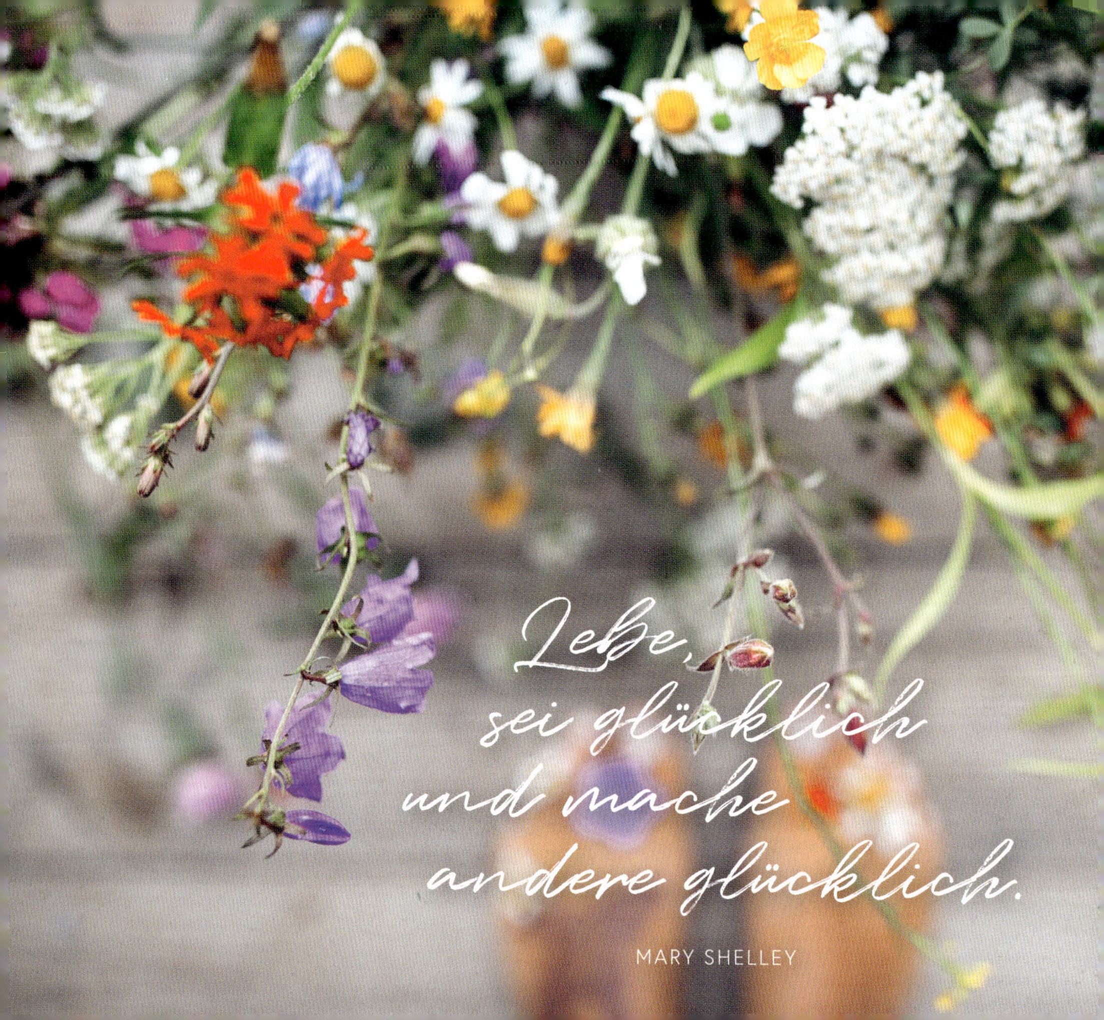
Lebe,
sei glücklich
und mache
andere glücklich.
MARY SHELLEY

FINDE DAS *Schöne*
IN DEINEM HERZEN,
AUF DASS DU ES IN JEDEM
HERZEN ENTDECKST.

Rumi

HAPPY VIBES

Wusstest du, dass Yoga dich *glücklich* macht und dir eine positive Ausstrahlung schenkt? Das kann viele Gründe haben!

Du bist *entspannter*, weil du dir aktiv Zeit für dich nimmst, du fühlst dich ausgeglichen und stark, weil du was für deinen Körper tust. Du aktivierst mit der bewussten Atmung deine Lebensenergie und schulst deine geistigen Fähigkeiten wie Selbstbewusstsein, Ausdauer, Mut oder Geduld.

Du behandelst dich *liebevoller* und vielleicht begegnest du auch deiner Umwelt achtsamer. Diese Veränderungen lassen dich einfach sichtbar strahlen!

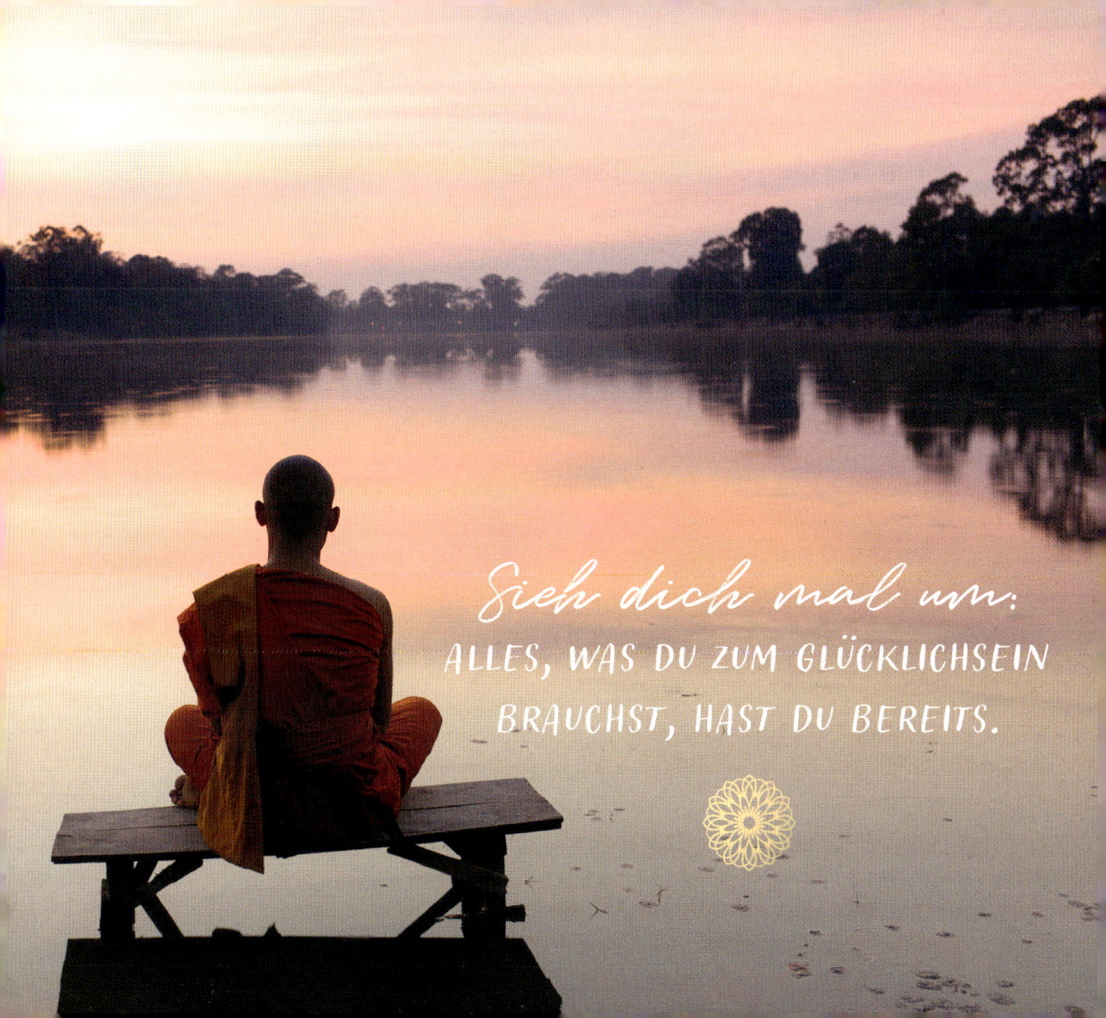
Sieh dich mal um:
ALLES, WAS DU ZUM GLÜCKLICHSEIN
BRAUCHST, HAST DU BEREITS.

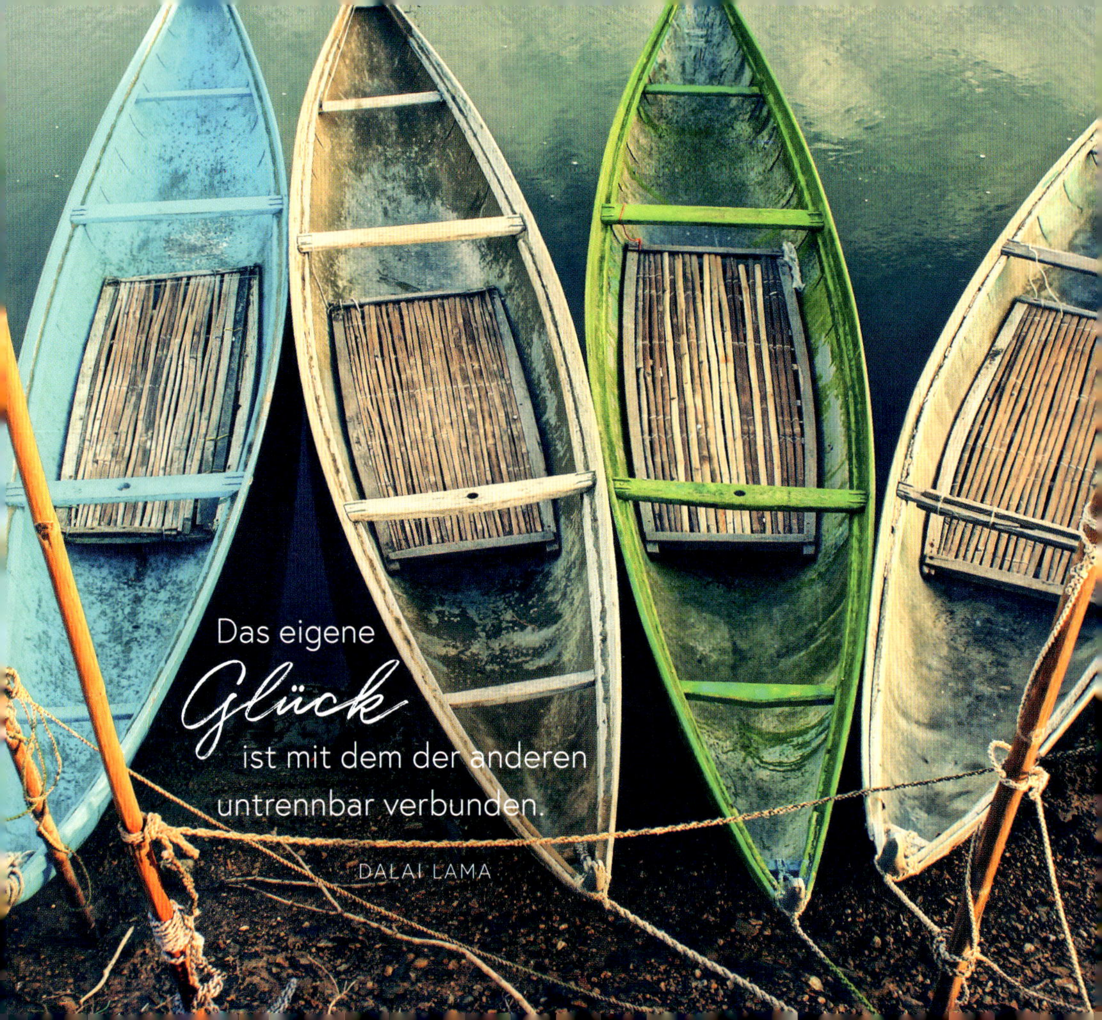
Das eigene
Glück
ist mit dem der anderen
untrennbar verbunden.
DALAI LAMA

ZUSAMMENSEIN

In der *Yogastunde* ist zwar jede für sich und ganz bei sich auf der Matte, aber trotzdem ist man zusammen weniger allein.

Yoga bringt *Menschen* zusammen, die sich vielleicht nie getroffen hätten. Man entdeckt Gemeinsamkeiten, wo man keine vermutet hätte, man begegnet den anderen aufgeschlossener und liebevoller, man arbeitet gemeinsam an sich und daran, die Welt ein bisschen besser zu machen.

Yoga verbindet uns *miteinander!*

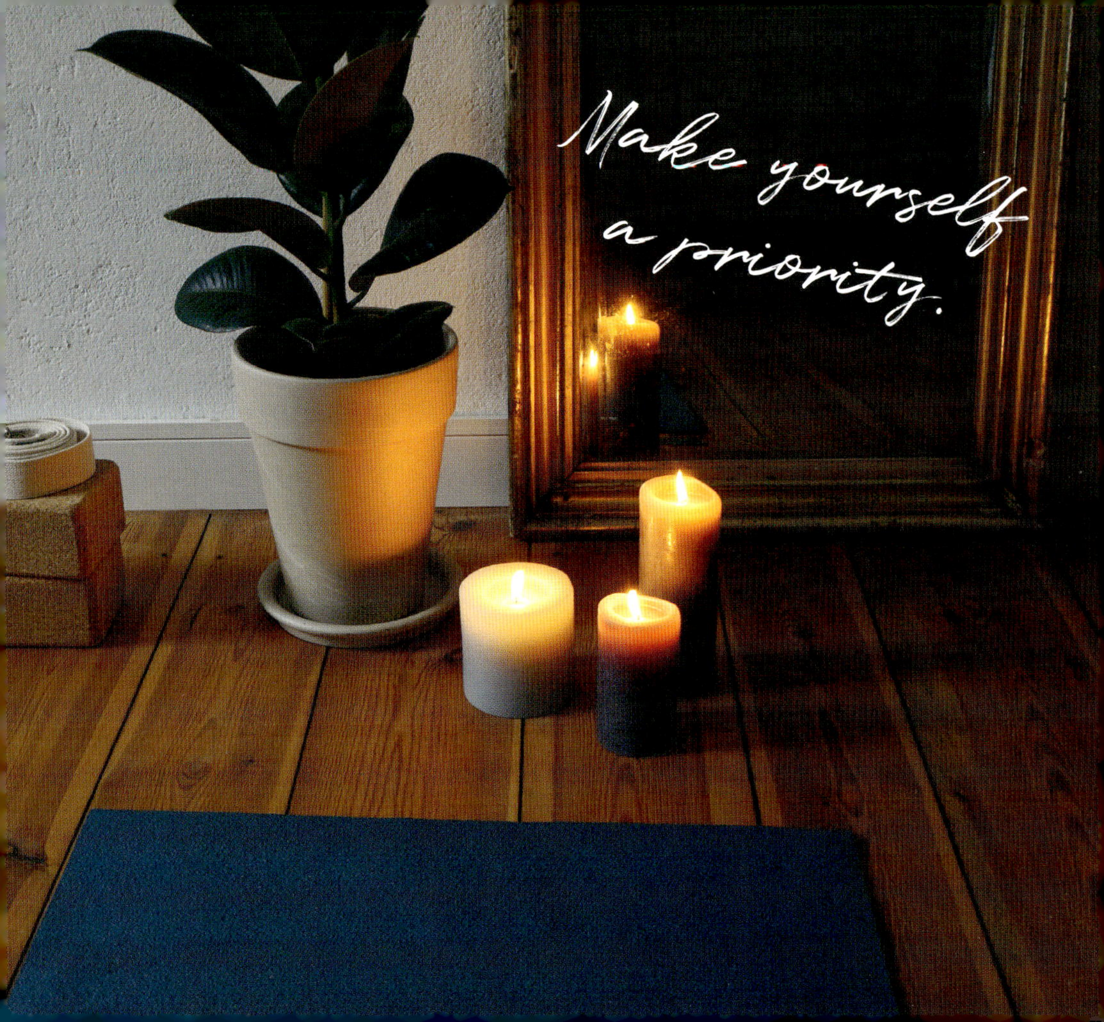
Make yourself
a priority.

WECKE DEINE LEBENSGEISTER

Wenn du dich etwas *antriebslos* fühlst, probiere mal die Feueratmung. Das ist eine ganz aktive Ausatmung, bei der sich dein Bauch merklich hebt und wieder senkt.

Du atmest immer wieder *schnaubend* aus, als würdest du deine Nase putzen wollen, und die Einatmung kommt von ganz allein. Komm in einen aufrechten Sitz, nimm ein paar volle Atemzüge und beginne, schnaubend auszuatmen und automatisch einzuatmen.

Beginne mit acht *Atemstößen* und steigere dich mit der Zeit, aber hör dabei auf deinen Körper und akzeptiere deine Grenzen.

EIN KÖRPER, DER *ruhig*
UND ENTSPANNT IST, ZIEHT DEN
GEISTIGEN FRIEDEN AN.

Paramahansa Yogananda

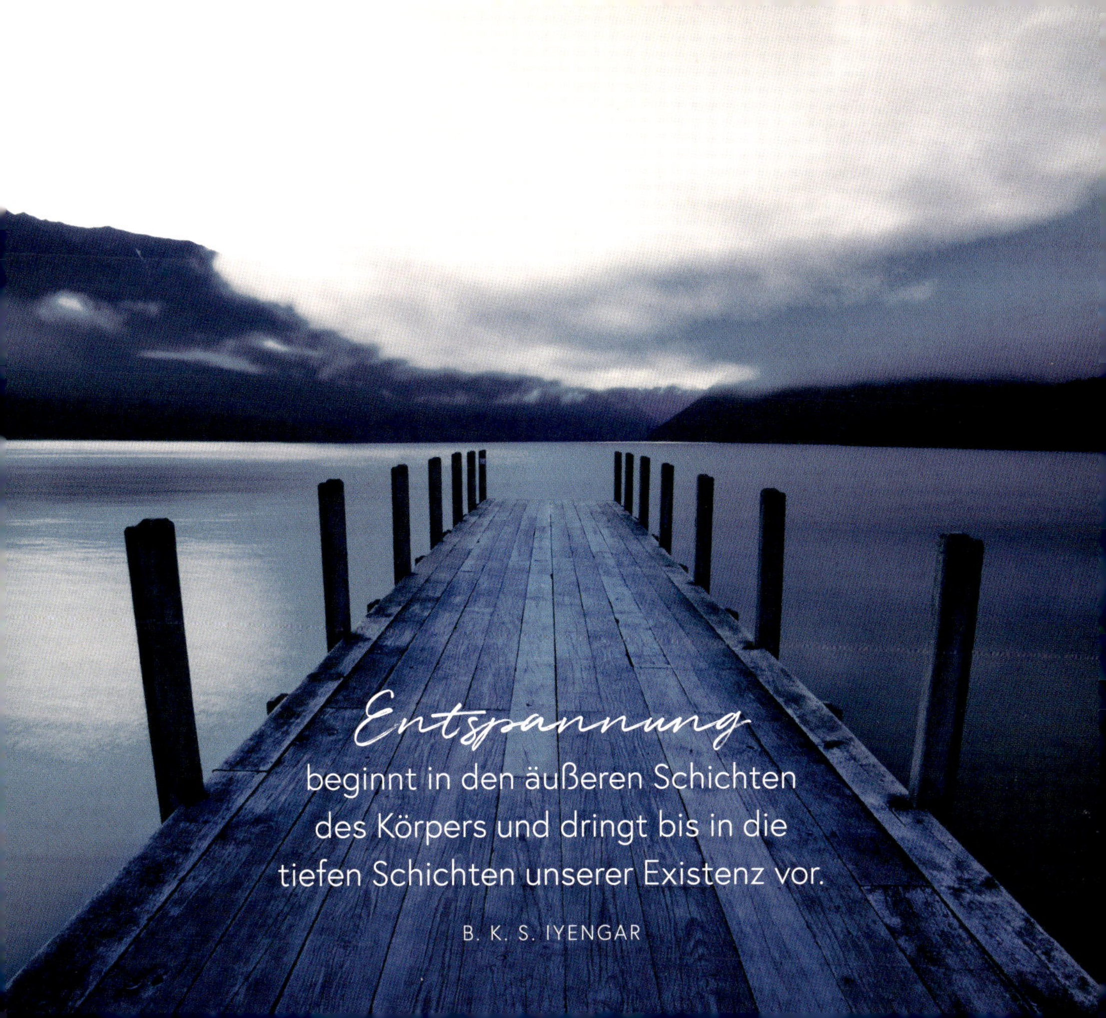
Entspannung
beginnt in den äußeren Schichten
des Körpers und dringt bis in die
tiefen Schichten unserer Existenz vor.
B. K. S. IYENGAR

Zu lieben

HEISST, SICH VERLETZBAR

ZU MACHEN.

C.S. Lewis

UND JETZT,
WO DU NICHT MEHR
perfekt
SEIN MUSST,
KANNST DU GUT SEIN.

JOHN STEINBECK

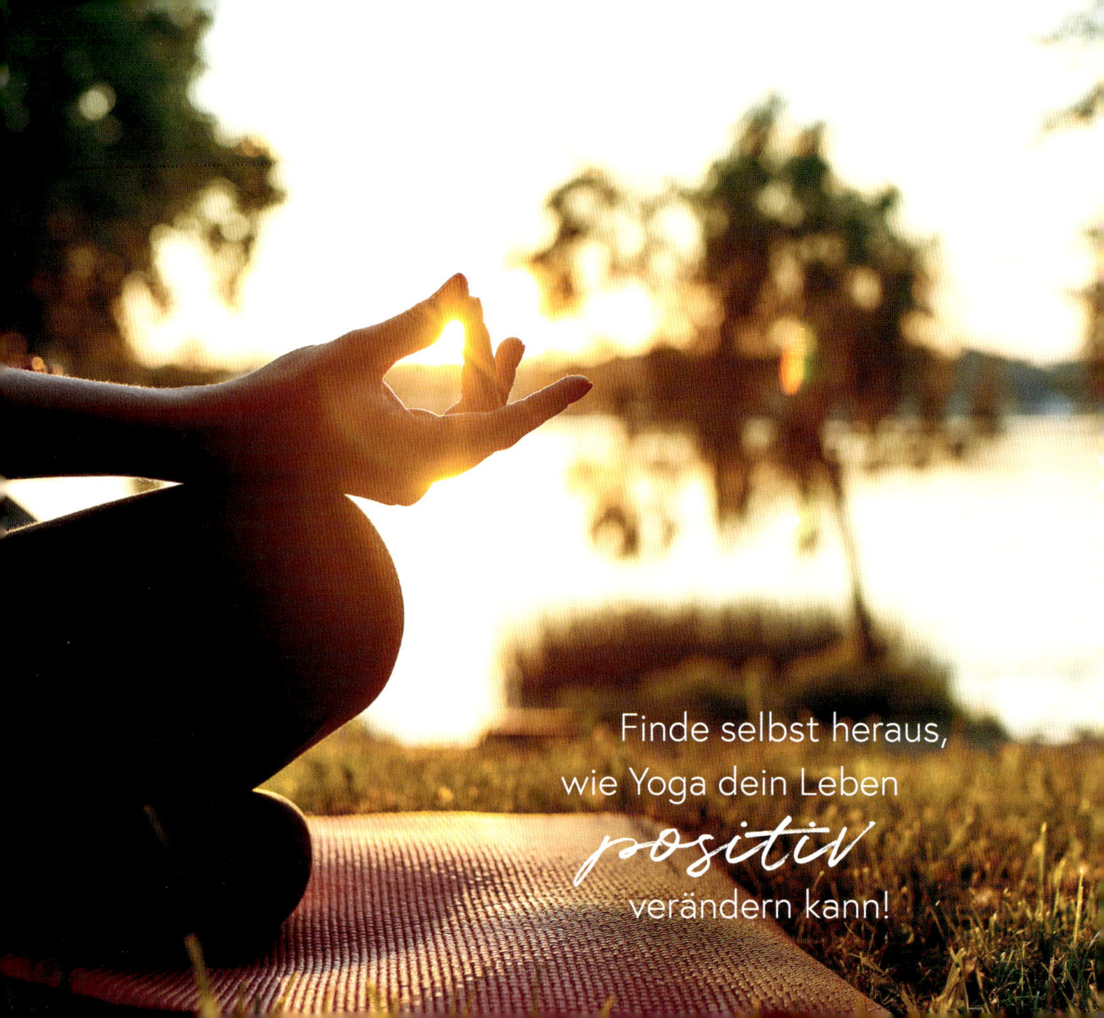
Finde selbst heraus,
wie Yoga dein Leben
positiv
verändern kann!

Noch mehr Yogamomente:

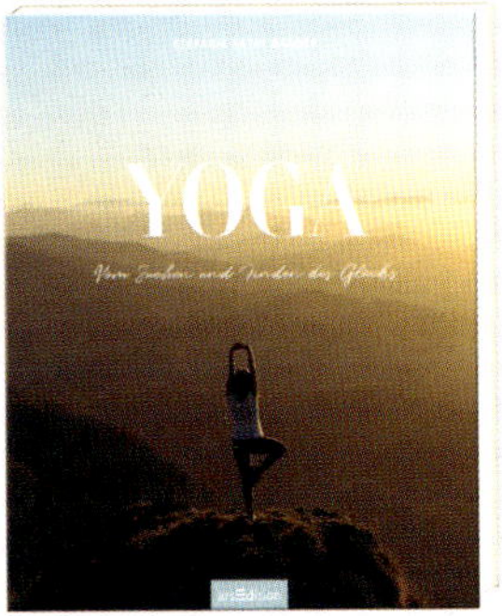

ISBN 978-3-8458-4951-5

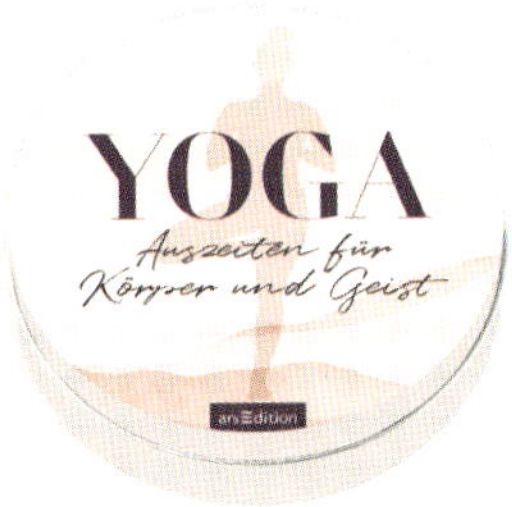

ISBN 978-3-8458-4953-9

ISBN 978-3-8458-4954-6

Mehr Infos zu den Büchern finden Sie unter
www.arsedition.de
Newsletter abonnieren:
www.arsedition.de/newsletter

Geschenke mit Herz

arsEdition
... bringt Freude

Die Tipps und Übungen wurden mit großer Sorgfalt recherchiert und geprüft.
Bitte wende dich bei Problemen oder Fragen an das medizinische Fachpersonal deines Vertrauens.
Die gewählte geschlechtliche Form bezieht sich immer zugleich auf weibliche, männliche und diverse Personen.
Denn natürlich sollen unsere Bücher allen Menschen Freude bringen.
In einigen Fällen war es nicht möglich, für den Abdruck der Texte die Rechteinhaber:innen zu ermitteln.
Honoraransprüche der Autor:innen, Verlage und ihrer Rechtsnachfolger:innen bleiben gewahrt.

Cover: Jared Rice / Unsplash; CloudyStock / Shutterstock.com
Fotografien Innenteil: S. 2: Jared Rice / Unsplash; S. 5: Getty Images / Everste; S. 6: Shashi Chaturvedula / Unsplash; S. 9: Getty Images / cerro_photography; S. 10, S. 54, S. 85: Komarova Julia / Shutterstock.com; S. 12: Getty Images / thethomsn; S. 15: Getty Images / FreshSplash; S. 17: Getty Images / feyyazalacam; S. 19: Getty Images / Renita Colaco; S. 21: Peezaar / Shutterstock.com; S. 23: SimonVera / Shutterstock.com; S. 25: Getty Images / thianchai; S. 26: Natalie magic / Shutterstock.com; S. 29: S Migaj / Unsplash; S. 31: Bogdan Sonjachnyj / Shutterstock.com; S. 32: ShutterOK / Shutterstock.com; S. 34: Samuel Austin / Unsplash; S. 36: jaboo2foto / Shutterstock.com; S. 38: TabitaZn / Shutterstock.com; S. 40: Calder B / Unsplash; S. 42: Getty Images / skynesher; S. 45: Kozak / Shutterstock.com; S. 47: Getty Images / MilosBataveljic; S. 49: nadtytok / Shutterstock.com; S. 50: borgestc / Shutterstock.com; S. 53: Getty Images / jacquesvandinteren; S. 57: Zolotarevs / Shutterstock.com; S. 59: Norenko Andrey / Shutterstock.com; S. 61: Getty Images / Gary Yeowell; S. 63: ADNWAY / Shutterstock.com; S. 65: Oksana Shufrych / Shutterstock.com; S. 66: Janelle Lugge / Shutterstock.com; S. 69: Getty Images / C.Mae Design; S. 70: Magicak/ Shutterstock.com; S. 72: rishikesh yogpeeth / Unsplash; S. 75: Chris Ensey / Unsplash; S. 77: Getty Images / Travel Wild; S. 78: Prisca Laguna / Shutterstock.com; S. 81: Erol Ahmed / Unsplash; S. 83: vectorx2263 / Shutterstock.com; S. 86: Grisha Bruev / Shutterstock.com; S. 89: Curioso / Shutterstock.com; S. 91: marina shin / Shutterstock.com; S. 92: Mazur Travel / Shutterstock.com; S. 94: Olesya Kuprina / Shutterstock.com; S. 97: Getty Images / Martin Puddy; S. 98: xuanhuongho / Shutterstock.com; S. 100: EnziHa / Shutterstock.com; S. 103: Rawpixel.com / Shutterstock.com; S. 105: Jodie Johnson / Shutterstock.com; S. 106: BAZA Production / Shutterstock.com
Hintergründe / Vignetten: www.shutterstock.com: Yulia Bikirova; VerisStudio; Asolo; ilolab; irna_art; Tama2u; Serge Zimniy; Ozz Design; solarbird; KOYPIC; jenteva; voy ager; Durch olgers; balinskaya; JBOY; Kathie Nichols; Taigi; photoDiod; Nataliia K; SantaLiza; 895Studio; aniana; Irina Drachevskaya

Covergestaltung: Grafisches Atelier, arsEdition GmbH
Gestaltung Innenteil: Veronika Preisler
ISBN 978-3-8458-4952-2
www.arsedition.de

FSC www.fsc.org
MIX
Papier aus verantwortungsvollen Quellen
FSC® C020056